PROTHÈSE DENTAIRE

L'ART DE L'EMPREINTE

TECHNIQUE - PRATIQUE DE LA PROTHÈSE

PAR

Maurice WISNER

CHIRURGIEN-DENTISTE

TROISIÈME ÉDITION

avec 55 figures intercalées dans le texte

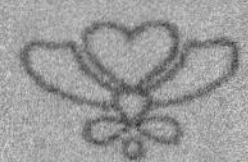

PARIS

LIBRAIRIE E. LE FRANÇOIS

9 ET 15, RUE CASIMIR-DELAVIGNE
ET 91, BOULEVARD SAINT-GERMAIN

1921

PROTHÈSE DENTAIRE

L'ART DE L'EMPREINTE

PROTHÈSE DENTAIRE

L'ART DE L'EMPREINTE

TECHNIQUE - PRATIQUE DE LA PROTHÈSE

PAR

Maurice WISNER

CHIRURGIEN-DENTISTE

TROISIÈME ÉDITION

avec 55 figures intercalées dans le texte

PARIS

LIBRAIRIE E. LE FRANÇOIS

9 ET 10, RUE CASIMIR-DELAVIGNE
ET 91, BOULEVARD SAINT-GERMAIN

PRÉFACE

De toutes les spécialités de l'art dentaire, à part les bridges sur lesquels il existe de nombreux ouvrages, c'est certainement sur la prothèse courante qu'il a été le moins écrit, aussi notre deuxième édition sur sa technique a-t-elle été épuisée plus rapidement que la première. Encouragé par ce résultat, nous en faisons paraître une troisième édition qui, complètement revue et mise à jour, recevra, nous l'espérons, le même accueil.

Le développement qu'a pris le premier chapitre, au point d'en être le plus important, nous a fait diviser notre travail en deux parties et donner à celui-ci le titre de « L'art de l'empreinte ».

Dans les précédentes éditions nous nous adressions surtout aux étudiants qui voulaient faire de la prothèse leur spécialité, mais maintenant nous nous adressons aussi aux praticiens, encore nombreux, je crois, qui malgré leurs journées de labeur, consentent encore à consacrer quelques instants à la lecture de tout ce qui concerne leur art.

Notre désir étant de nous étendre le moins possible sur ce que l'on connaît déjà, nous ne ferons donc pas un long et fastidieux traité de mécanique dentaire; nous nous arrêterons, comme dans les autres éditions, surtout aux questions les plus discutées, à celles dont le point d'interrogation reste toujours posé, car dans cette spécialité de l'art dentaire, on rencontre souvent des difficultés inimaginables pour tous ceux qui ne se sont pas trouvés aux prises avec elles.

La plupart des auteurs qui avaient écrit sur cette matière, et qu'on eût été bien aise de consulter au besoin, avaient une façon très simple et les trancher : ils n'en parlaient pas.

Quand, en 1874 et en 1884, l'ouvrage classique d'Harris et Austen parut, traduit si clairement par le docteur Andrieu, il fut très bien accueilli, et presque chaque dentiste s'en rendit acquéreur, de la deuxième édition surtout. L'on peut dire qu'à cette époque il venait de planter un jalon bien en avant dans la marche de notre profession vers le progrès.

Plus tard en 1910 l'ouvrage classique américain du docteur Edward C. Kirk très en progrès par une collaboration de chirurgiens dentistes remarquables paru de nouveau en France savamment traduit par le docteur Raymond Lemière, mais cette fois il ne contenait rien sur la prothèse. Peu d'ouvrages sur cette branche de notre art ont paru en France dans les années qui ont précédé ces terribles événements et comme toujours c'était des traductions d'ouvrages écrits en allemand ou en anglais.

Pour pouvoir se prononcer sur la réussite d'une pièce prothétique, il ne suffit pas qu'elle s'adapte bien, qu'elle flatte l'œil ; il faut la voir bon nombre d'années plus tard pour être à même de juger comment elle se sera comportée à l'usage, si sa base forcement légère quand il s'agit d'un haut aura bien résisté à tous les efforts de la mastication, si les points d'appui ont été assez intelligemment posés, combinés pour n'avoir que peu ou point détérioré les dents naturelles.

Pendant quarante-cinq ans, nous avons été à même d'observer tout cela et avons soumis nos travaux à une rigoureuse critique, tenant compte aussi et autant que possible des observations le plus souvent judicieuses que nous faisaient les porteurs de nos appareils en cherchant toujours à les améliorer, et ce sont ces résultats, ayant eu comme point de départ les principes puisés dans les livres de nos plus éminents devanciers, que nous avons cru bon de développer, rassembler et grouper aussi bien que possible dans ce traité.

Bien des modifications ont été apportées à la manière de faire les crochets, décrite dans la première édition; le nombre des figures a été considérablement augmenté et les nouvelles reproduites grandeur naturelle. Nous devons mentionner combien sur ce point la collaboration de l'artiste-dessinateur K. Wagner, externe des hôpitaux, nous a été précieuse, en traduisant si consciencieusement par son crayon tout ce qu'il avait devant les yeux. Nous lui témoignons ici toute notre gratitude.

La première partie a été surtout l'objet de bien des remarques basées sur plus de dix mille empreintes que nous avons prises exclusivement au plâtre. Le professeur Austen, et d'autres auteurs, dans leurs conclusions sur la valeur comparée des trois substances connues, se bornent à définir les qualités de chacune d'entre elles.

Les premières années, nous nous sommes servi comme eux alternativement de plâtre et de stents, mais cette dernière laissant souvent à désirer comme résultat, nous sommes arrivé peu à peu, à ne nous servir que de plâtre et si nous pouvions par une description aussi fidèle que possible de notre manière de faire, vulgariser son emploi au point de le rendre presque exclusif pour bien des praticiens, le but de notre travail serait atteint.

Nous passerons donc en revue dans la première partie tout ce qui peut bien surgir, les tours de main qui peuvent faciliter le succès. N'est-ce pas entamer en partie la difficulté que d'en connaître l'étendue, ne suffit-il pas quelquefois de la signaler à l'homme habile, ainsi que la manière de s'y prendre pour la surmonter, résultat d'une expérience déjà longue, pour lui éviter bien des tâtonnements, des surprises, des insuccès, et d'avoir ainsi la satisfaction de se dire qu'on a fait œuvre utile.

La manière de remplacer une dent brisée à un appareil quelquefois tout nouveau, laissait jusqu'à présent énormément à désirer, surtout pour les pièces en vulcanite. Nous décrirons des méthodes plus simples, plus faciles que dans la deuxième édition, à la portée de chaque praticien doué d'une habileté ordinaire, et serons très heureux si, dans les autres chapitres sur la partie clinique, nous avons pu, par nos remarques, faciliter la tâche à tout ceux qui se font un honneur d'exercer et de s'intéresser à cette branche de notre belle et enviée profession.

Paris 1920.

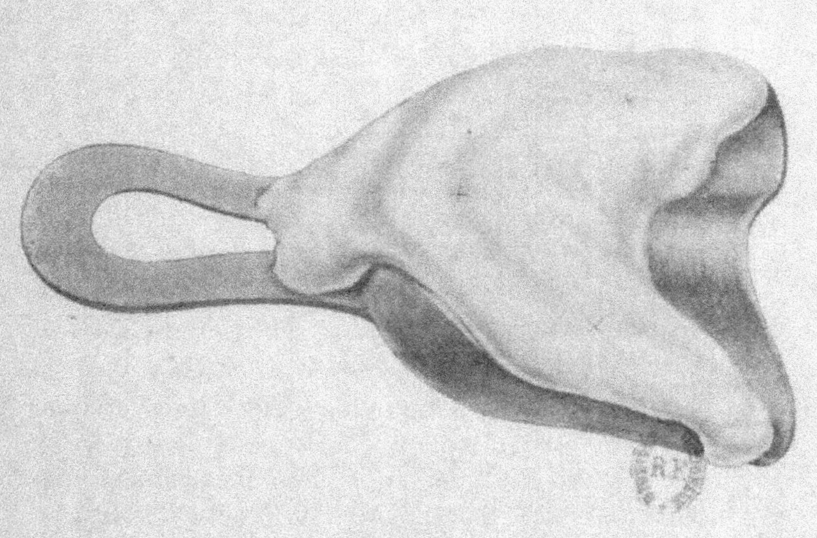

PREMIÈRE PARTIE

L'ART DE L'EMPREINTE

CHAPITRE PREMIER

L'art de l'empreinte.

Tout d'abord il faut dire que nous avons dans notre pratique, essayé de toutes les matières à empreintes, et de notre propre expérience, nous concluons que le plâtre est sans contredit la meilleure.

Nous ne nous occuperons donc que de cette substance, en cherchant par tous nos efforts à découvrir quelles difficultés, quels motifs peuvent bien être la cause que la plupart de nos confrères n'aient pas eu plus souvent recours à lui, si par exemple ceux qui en ont fait l'essai n'avaient pas à leur disposition du plâtre réunissant toutes les qualités requises, car outre qu'il faut qu'il soit très fin, il doit durcir en deux minutes et demie environ.

Pendant ces trente dernières années nous l'avons employé exclusivement sans avoir recours à une autre substance, si ce n'est pour prendre avec du stents ou de la cire le modèle correspondant ou articulé.

En suivant les conseils qui vont suivre, même les

praticiens d'une habileté ordinaire, arriveront, dans la plupart des cas, à s'en servir avec succès.

Tout d'abord, le plâtre de Paris, excellent pour les modèles, ne saurait convenir, durcissant trop lentement et devenant par trop dur.

Nous prenons nos empreintes avec du plâtre d'une préparation spéciale que nous avons fini par découvrir à force de recherches et qui est parfait ; du reste on en trouve, je crois aussi, de bon dans les dépôts dentaires.

Quelquefois, en arrivant de la fabrique, il ne durcit que très lentement, mais au bout de quelques mois, soigneusement enfermé, à l'abri de l'humidité, il remplit parfaitement le but. Dix-huit mois ou deux ans plus tard, il ne durcit plus qu'imparfaitement, il est bon d'en avoir toujours en réserve.

Si le plâtre est bon, le temps de le mélanger à l'eau, le battre rapidement, l'introduire sur le porte-empreinte sans se presser, puis dans la bouche s'il n'est pas trop liquide, il suffit de deux minutes à deux minutes et demie tout au plus pour l'en retirer ; les lignes, aussi fines qu'elles soient, doivent y être admirablement reproduites.

Nous insistons sur ce point que la difficulté dépend beaucoup du plâtre dont on dispose, et pour peu qu'un commençant en emploie une sorte ne durcissant pas assez vite, insuffisamment gras, le voilà rebuté pour longtemps à y avoir recours, doutant du résultat qu'on lui a fait entrevoir.

En effet, s'il ne prend pas immédiatement après

avoir été introduit dans la bouche, surtout pour le bas, la salive qui arrive quelquefois en abondance s'y mélange et nuit souvent énormément à la réussite ; sans compter que pour le patient il est bien désagréable d'attendre quatre ou cinq minutes.

Il existe, comme chacun pourra s'en convaincre, du plâtre, qui, une fois mis en bouche, sans trop se presser, prend immédiatement consistance et peut être retiré quelques instants après son introduction. Nous allons commencer par décrire la prise de l'empreinte d'un haut dépourvu de toutes ses dents.

On fait dissoudre dans un litre d'eau 24 à 30 grammes de sel ; on peut aussi employer du sulfate de potasse, le résultat est le même. Pendant que vous choisissez votre porte-empreinte, vous faites chauffer votre récipient au bain-marie, de manière qu'au moment de vous en servir, cette eau salée soit toujours tiède. Mais il ne faut pas que le plâtre soit compact, tassé, il est bon de le remuer avec la cuillère avant de s'en servir, de cette façon il s'imbibera d'eau plus rapidement avec moins de bulles.

Après en avoir pris la quantité que vous jugez nécessaire, vous y mettez rapidement, par cuillerées, le plâtre ; il faut qu'il dépasse un peu au milieu le niveau de l'eau.

Quand vous l'aurez bien gâché, pas épais, vous le disposerez sur le porte-empreinte jusqu'à la hauteur du bord extérieur que vous allez faire passer sous la lèvre ; mais sans l'étendre plus loin que ne l'indique la fig. 2, quantité grandement suffisante si le porte-

empreinte a bien la forme désirée pour tous les cas
de pièce complète. Dans les cas ou il y a un rebord
mou avec un palais dur il faut tacher d'introduire le
plâtre alors qu'il est un peu plus figé que d'habitude
pour qu'il compresse un peu ce rebord.

Aux endroits marqués par les trois X, il y a,

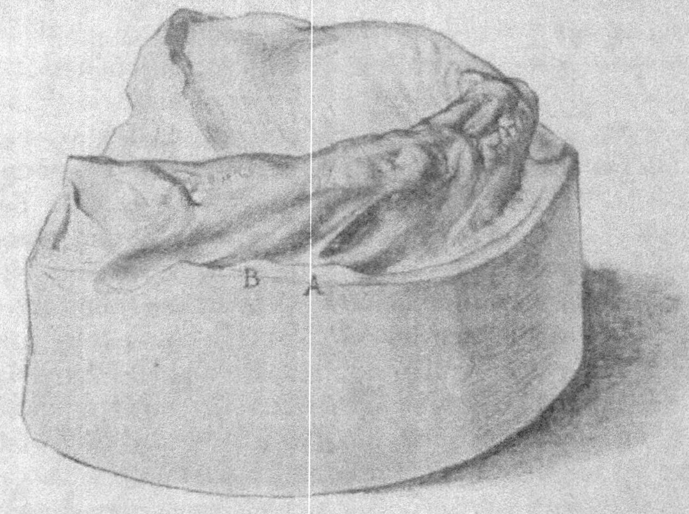

Fig. 1.

comme on le voit, un peu plus d'élévation en dehors.
Plus vous voudrez avoir les bords extérieurs élevés,
moins vous en mettrez à l'intérieur, car si vous en
mettiez trop, à peine aurez-vous commencé à monter
que déjà le plâtre dépassera au fond le porte-empreinte et vous obligera à vous arrêter, étant donnée

la hauteur du trajet à parcourir. Ce n'est que lorsque
le porte-empreinte (pour les pièces supérieures) arrive tout en haut, ce n'est, nous le répétons, qu'à
ce moment que le plâtre doit un peu raffluer par
derrière.

La méthode qui consiste à garnir le bord ou à élever le centre de la cuvette avec de la cire, doit être

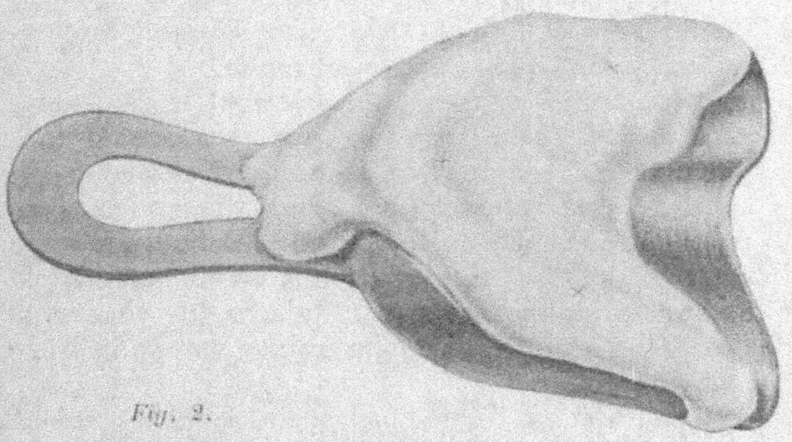

Fig. 2.

peu usitée, étant plus encombrante qu'utile; elle
donne souvent au plâtre des parties minces sujettes
à se briser, si toutefois vous avez un beau choix de
formes et de grandeurs différentes et si le porte-
empreinte choisi est bien approprié au cas. Sinon il
faut le garnir de cire ou de Stents pour qu'il cor-
responde mieux au cas, mais vous aurez alors un
appareil plus volumineux, plus difficile à introduire
en bouche, nous préférons pour les cas spéciaux

plier un porte-empreinte sur un premier modèle.

Enfin si sur les côtés il vous arrive d'en mettre trop, cela n'aura pas de conséquences si graves que dans le milieu de la bouche, car, dans le premier cas le plâtre se heurtera contre les piliers qui forment barrière, tandis que dans le second, s'il est en excès, chatouillant le voile du palais, la base de la langue, il provoquera une nausée ou une quinte de toux très désagréable au patient et qui vous obligera à tout enlever pendant que la masse est molle.

Il est bon d'essayer préalablement le porte-empreinte seul, surtout si vous vous apercevez que la personne a facilement des nausées. Dans ce cas il suffit généralement, pour les faire disparaître d'essayer le réceptacle en le faisant porter vers le voile du palais, et cela cinq ou six fois, en laissant chaque fois une minute de repos, jusqu'à ce que vous vous aperceviez que le porte-empreinte est enfin supporté.

Si le trajet est long à parcourir, montez pendant que le plâtre est encore assez mou pour n'opposer aucune résistance, mais pas trop liquide pour s'échapper du porte-empreinte.

Au moment où vous voyez le plâtre commencer à se figer, ce qui est facile, soit en renversant le porte-empreinte chargé de plâtre, soit en en prenant un peu avec la cuillère en le laissant retomber

Dès qu'il ne tombera plus, vous en mettrez dans le centre du palais, en ayant soin de l'y bien appliquer, puis, prenant le porte-empreinte chargé de plâtre, vous le passez sous la lèvre en appuyant d'abord devant bien haut, puis par derrière jusqu'à ce que vous voyiez le plâtre dépasser au fond le bord du porte-empreinte.

Beaucoup de praticiens disent qu'après avoir introduit dans la bouche le porte-empreinte il faut commencer par appuyer par derrière pour faire raffluer le plâtre en avant, ce qui est quelquefois le vrai moyen de le faire couler dans la gorge. En s'y prenant de la sorte pour un haut complet, nous trouvons l'opération plus difficile et ce n'est que dans certains cas qu'il faut agir ainsi, comme par exemple, quand il reste de longues dents naturelles sur le devant, qu'il s'agit de remplacer les molaires et que les dépressions de la gencive se trouvent être très en retrait en arrière, ou bien encore quand elles sont volumineuses et que la joue applique fortement sur elles; naturellement l'empreinte sera alors peu prise sur le devant, et puis étant donné que tout est calculé pour un laps de temps strictement nécessaire, que la difficulté consiste surtout à mettre bien en place le réceptacle, il sera plus facile de la trouver exactement en le faisant passer d'abord sous la lèvre (en observant que le milieu du manche doit correspondre à la ligne médiane; nous parlons toujours d'un haut complet).

En outre, immédiatement après son introduction, il est assez mou; en le montant d'abord par devant, on pourra mieux se rendre compte jusqu'à quel point la partie que l'on veut reproduire dans le palais aura été atteinte et moulée par le plâtre, puis s'arrêter au moment opportun.

La fig. 3 représente la position à prendre pour bien voir ce qui se passe à ce moment au fond de la bouche.

L'opérateur devra se familiariser avec toutes les phases par lesquelles passe le plâtre avant d'arriver à son durcissement : nous les étudierons plus loin en détail. Dès qu'il sera gâché, il devra être mis sur le réceptacle ; le plâtre, avant son introduction dans la bouche, doit avoir un aspect aussi uni que possible, car il ne faut pas espérer obtenir à la sortie de l'empreinte le bord net, idéal, convoité par l'opérateur et qui lui évitera bien des désagréments, s'il n'a pas disposé soigneusement son plâtre comme le représentent les fig. 2, 8, 12, etc.

Il n'est pas souvent nécessaire de mettre quoi que ce soit sur la surface du porte-empreinte, car il ne faut pas croire, surtout quand ce sont des porte-empreintes de Ash et Fils, que c'est uniquement parce que la surface n'est pas suffisamment rugueuse que le plâtre reste quelquefois au palais au moment de le sortir (cette surface devra, de temps en temps, être passée au gros papier de verre) mais bien parce qu'on aura attendu trop longtemps.

Dans le cas surtout où il reste des dents longues, elles arrêteront le plâtre dans sa sortie et ce dernier se détachera facilement du porte-empreinte ou se brisera en beaucoup de morceaux ; si, au contraire, il est encore humide, il y adhérera fortement et entraînera avec lui la masse principale.

Si toutefois la surface du porte-empreinte est par
trop lisse, on peut avant d'y mettre le plâtre, le
chauffer légèrement et faire conler quelques gouttes
de cire collante faisant un peu saillie, mais princi-

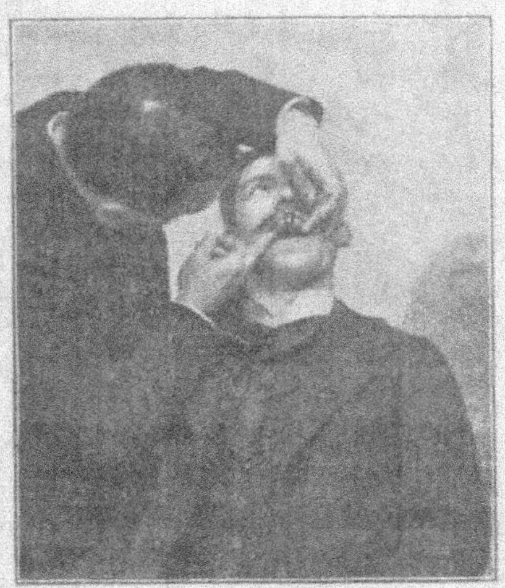

Fig. 3.

palement sur le bord antérieur; ce sera une bonne
mesure de précaution.

Nous arrivons au moment difficile; le succès dépend du moment opportun qu'il importe de bien
choisir pour retirer l'empreinte.

S'il ne reste aucune dent, il faut attendre jusqu'à
ce que le plâtre soit complètement durci; puis en
ramenant les lèvres et les joues en haut, en pressant
bien de bas en haut, essayer ensuite de porter toute

la masse en avant en appuyant vers soi l'extrémité du porte-empreinte.

Il n'y a que la pression directe de haut en bas qui est contre-indiquée pour deux raisons : d'abord par l'air qui se trouve pris dans le palais, ensuite par les dépressions qui se trouvent au-dessus du bord gingival et qui sont quelquefois très en retrait.

Tout cela il faut le faire sans vous presser du tout, même si vous éprouvez une grande résistance comme c'est souvent le cas, cela ne doit pas vous effrayer; l'air, à un moment donné, finira par y pénétrer et le tout tombera sans difficulté.

Supposez qu'au moment de sortir l'empreinte, le plâtre vienne à se détacher du porte-empreinte, (chose qu'on peut en partie combattre en faisant couler préalablement quelques gouttes de cire comme nous l'avons déjà dit), parce que, ayant attendu qu'il soit complètement durci pour le retirer, les dépressions de chaque côté le retiennent; il ne faut absolument pas que cela vous ennuie, car contrairement à ce qui se passe quand il reste des dents, vous allez pouvoir sans vous presser du tout l'enlever sans trop de difficulté ; il suffit pour cela de saisir la masse de plâtre restée adhérente au palais, non pas par devant, ce qui ne réussirait pas, mais par une des deux extrémités; une des deux parties rentrantes se brisera et immédiatement l'empreinte se détachera, mais il est nécessaire de choisir un porte-empreinte pas trop juste pour que les bords de l'empreinte ne soient pas trop minces.

A ce moment on recommande à la personne de ne pas fermer la bouche, et, muni de longues précelles droites, percées de trous, vous recueillez lentement les morceaux restants que vous déposerez sur un petit plateau carré de photographie en faïence muni d'un bec.

En sortant les morceaux, vous commencerez par ceux qui se trouvent à l'extrémité, vous les déposerez par ordre sur votre petit plateau dont le bec correspondra au premier morceau et vous continuerez jusqu'au côté opposé : donc le devant du plateau vous représentera les morceaux du devant ; les deux autres côtés ; ceux de droite et de gauche, l'empreinte étant mise au milieu, plus tard vous pourrez les remettre en place en les collant avec un peu de cire mélangée avec de la résine.

Mais s'il reste des dents, il importe de tout retirer beaucoup plus tôt ; en attendant un peu trop longtemps le réceptacle viendra seul, la masse étant devenue trop dure sera arrêtée par les dents et ne pourra par conséquent plus être entraînée par le porte-empreinte.

Malgré ce contretemps pour ne pas avoir à recommencer on pourra tout de même essayer de se servir de l'empreinte en cherchant à détacher soit la partie antérieure, ou la partie latérale, selon le cas, pour voir clair, mais alors il y aura beaucoup plus de morceaux, qu'on pourra du reste rassembler s'ils sont d'une certaine épaisseur, mais s'il y en a de trop minces, difficiles à reconstituer, il vaut mieux reprendre l'empreinte.

En Amérique nous savons que la plupart des professeurs de prothèse conseillent de laisser complètement durcir le plâtre, de façon que le porte empreinte vienne seul, puis de pratiquer deux sillons suivant une ligne parallèle aux canines, et par une pesée rapide avec la pointe d'un couteau d'enlever la partie antérieure puis d'arracher les parties latérales, la partie palatine devant sortir facilement...

Nous pensons que le patient qu'on aura soumis à une si désagréable opération sera bien près de la prendre en grippe.

Nous le répétons, quand il reste des dents après avoir introduit le porte-empreinte chargé de plâtre et après qu'il a un peu durci, d'une main vous maintenez le tout dans la bouche et de l'autre vous suivez peu à peu le durcissement en en prenant quelques fragments restés en excès dans la cupule de caoutchouc en ne perdant pas de vue que dans la bouche, à cause de sa chaleur, ce durcissement est plus accéléré.

Dès qu'il ne s'écrasera plus facilement et qu'il se brisera tant soit peu nettement, sans perdre un instant vous commencerez l'enlèvement, non pas brusquement, mais tout doucement, en appuyant légèrement sur le manche de haut en bas et de bas en haut, avec infiniment de précautions. Dès que vous avez le sentiment que le porte-empreinte a entraîné la masse principale, vous n'avez plus à vous presser du tout ; plus vous enlèverez le réceptale doucement, moins vous aurez de morceau ; en général il ne doit pas y en avoir plus de trois ou quatre.

L'opérateur aura du reste la sensation que son empreinte a réussi si en l'enlevant il éprouve une certaine résistance à droite et à gauche, qui peu à peu cédera par le mouvement de haut en bas et de bas en haut qui élargira quelque peu les cavités correspondant aux dents ; quelques traînées nécessaires se produiront, et sans rien brusquer il finira par l'enlever d'une façon tout à fait satisfaisante.

Si au contraire, avec ces mêmes précautions, l'empreinte se détache brusquement, c'est que l'opérateur n'aura pas été heureux ; il n'aura probablement réussi à retirer que la partie correspondante au palais et toute la masse interdentaire sera restée dans la bouche ; elle sera alors à notre avis moins bien réussie que celle décrite précédemment qui aura dans sa sortie tout en se détachant offert quelque résistance.

Plus les dents seront longues, moins il faudra laisser durcir le plâtre, car il faut bien se rendre compte que, pour que l'empreinte sorte avec le moins de morceaux possible, il faut pour ce cas que le plâtre soit à peine dur, pour que les traînées autour des dents coniques puissent se produire ; tandis qu'en attendant un peu trop longtemps, ces dernières ne pouvant plus se faire, le porte-empreinte viendra seul ou l'empreinte se brisera en menus morceaux.

Avec un peu d'habitude, et en enlevant le plâtre

à peine durci, on peut l'employer même quand il reste des dents divergentes, longues et chancelantes. Dans ce dernier cas, une fois la masse principale enlevée, vous attendrez un peu pour laisser aux quelques morceaux restants le temps de durcir pour que vous puissiez les retirer sans les détériorer.

Quant au moment où vous essayez le porte-empreinte pour prendre une pièce du bas, la personne, naturellement, refoule la langue au fond ; vous ne lui dites rien, car les parties à reproduire sont libres ; mais si au contraire elle avance la langue, vous lui faites comprendre en la faisant s'exercer, qu'elle doit laisser tous les muscles à l'état de repos absolu, comme si elle dormait, de façon à ce que le porte empreinte puisse passer par dessous la langue sans difficulté.

On répète plusieurs fois l'opération et quand elle parviendra (le réceptacle étant mis en place) à passer légèrement sa langue par dessus lui, c'est alors seulement que vous chargez de plâtre le porte-empreinte, qui doit être aussi exact que possible ; étant trop large vers ses extrémités, il entraînera la joue en bas et vous aurez une empreinte trop courte car il faut absolument que les apophyses soient reproduites pour que la pièce les recouvre, sans cela elle aura (si c'est pour un bas complet) une fois finie, du jeu dans la bouche, ce qui arrive le plus souvent quand la pièce est trop courte.

De plus pour ce dernier cas avant de la retirer, une fois le plâtre durci, assurez-vous que votre empreinte tient bien en essayant de soulever le tout par le manche, mais avec une extrême légèreté. Si vous avez le sentiment d'une petite résistance, cela prouve que l'air est bien pris, et que votre plâtre applique bien partout ; il suffit alors pour le détacher de soulever les lèvres et les joues, ces empreintes complètes du bas ne présentant que très rarement de la résistance pour être enlevées.

Une autre difficulté pour ce dernier cas, c'est que très souvent les muscles jugaux recouvrent au fond les parties que l'on veut reproduire : du côté où vous aurez introduit le porte-empreinte chargé de plâtre, ce muscle sera probablement écarté ; il n'en sera pas de même au côté opposé, où au contraire la joue sera entraînée en bas : il est donc nécessaire, avant la descente complète, de l'éloigner et de continuer à descendre non pas directement du haut en bas mais en appuyant légèrement d'avant en arrière.

Nous considérons dans ce cas surtout comme contribuant énormément au succès la forme du porte-empreinte, et, hélas ! vous ne les trouvez pas dans les dépôts, vous devez en avoir un grand assortiment que vous pouvez façonner sur une première empreinte.

Pour les empreintes complètes du bas, surtout dans le cas où les procès alvéolaires ont disparu presque entièrement, la plupart des dentistes se désolent de voir la gencive toute plate sans aucune inégalité permettant de retenir en place la pièce à faire, et cependant, malgré la difficulté, il est possible de réussir.

Il y a quelque temps se présenta une dame dont l'atrophie de la gencive était telle que tous les dentiers qu'on lui avait faits, toujours le bas ne pouvait se maintenir en place, glissant tout le temps en avant de celui du haut, quoique ce dentier fût pour le reste très bien fait.

Nous reproduisons ce cas très intéressant dans les

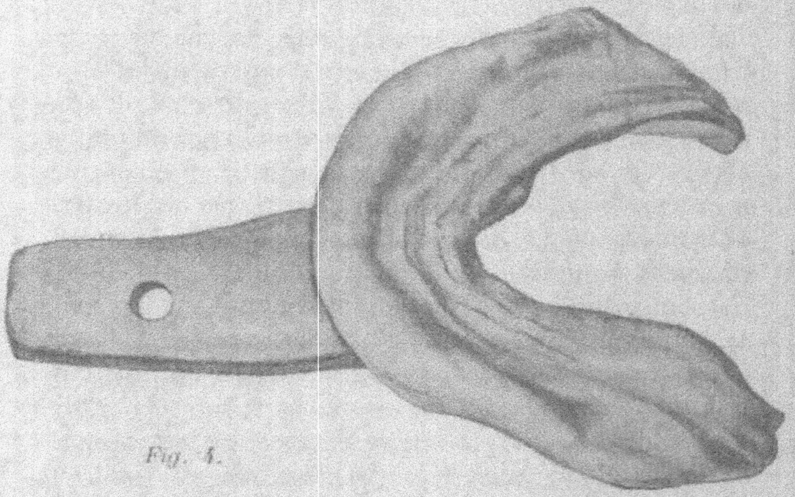

Fig. 4.

figures qui vont suivre. Le dentier une fois fini, la personne en eut satisfaction, et nous fit tout de suite observer qu'elle avait parfaitement le sentiment que sa pièce en bas restait cette fois bien en place. Nous croyons bon de nous arrêter un moment sur cette difficulté et de la raisonner.

Si donc l'opérateur, avec les porte-empreintes que

l'on trouve ordinairement dans les dépôts, se contente de prendre une empreinte comme celle représentée fig. 4, il est évident que la pièce faite sur celle-ci se promènera dans la bouche et aura une tendance à glisser en avant, défigurant ainsi la personne,

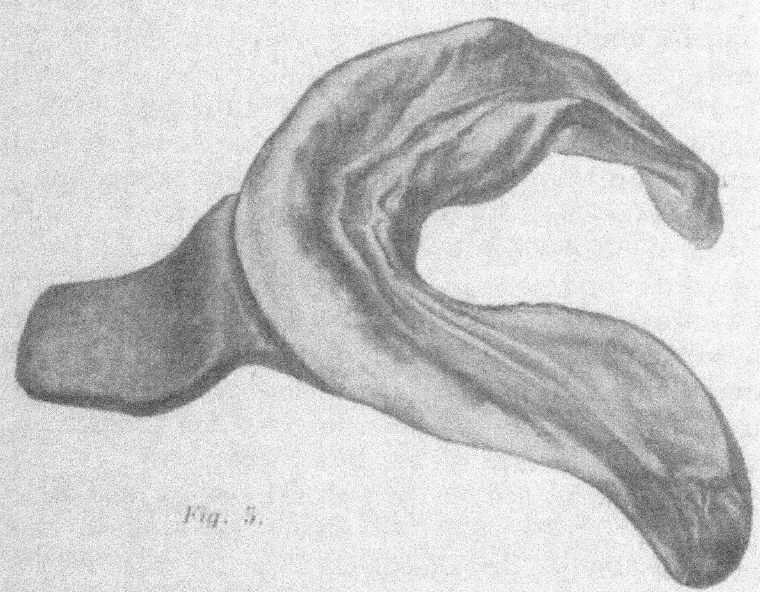

Fig. 5.

en lui donnant un air boudeur. Mais si ayant déjà traité ce cas (très fréquent pour le bas) il est bien outillé en porte-empreintes spéciaux en étain de différentes largeurs, il parviendra à un bon résultat, non pas en prenant une partie seulement du rebord gingival comme le représente la fig. 4, mais en prenant complètement de cette même bouche tout le maxillaire d'un bout à l'autre, fig. 5. C'est surtout dans ce cas que le plâtre comme matière à empreinte est infiniment supérieur à toute autre substance pour reproduire toutes les parties molles sans en refouler aucune.

La fig. 5 représente donc l'empreinte de la même bouche que celle représentée précédemment fig. 4, mais prise avec un porte-empreinte spécial plus long. Les branches montantes qui à elles seules par leur inégalité doivent assurer le maintien de la pièce, sont comme on le voit, plus complètement reproduites.

Nous faisons voir aussi plus loin fig. 25, la forme de la pièce qui a la longueur, à peu près, de l'empreinte et qui constitue le cas typique. Comme nous l'avons déjà dit, elle se maintient bien en place grâce à son étendue, embrassant d'un bout à l'autre le maxillaire, sans pour cela avoir des bords descendant trop bas vers les glandes ou vers les joues, qui auraient pu blesser ses parties vulnérables.

Mais malgré toutes les précautions qu'on puisse prendre, il peut tout de même se produire les premiers temps, des blessures. Pour les faire disparaître, il ne faut pas retoucher à tort et à travers, mais attendre que ces parties blessées soient bien accusées; d'ailleurs, elles se traduisent dans ces endroits par un gonflement, une surélévation de la gencive qu'il faut reproduire en reprenant une empreinte, couler un modèle, et avec du rouge enlever soigneusement à l'échoppe tout ce qui presse sur ces parties blessées.

C'est cette reprise de l'empreinte qui constitue le meilleur moyen d'y retoucher, de faire disparaître les blessures, sans compromettre le succès final de la pièce.

La fig. 6 représente un porte-empreinte très utile que nous avons en vain cherché dans les dépôts et que nous avons fabriqué pour les empreintes les plus difficiles qui, on le sait, sont celles du bas avec des dents longues et divergentes, et où il en reste encore

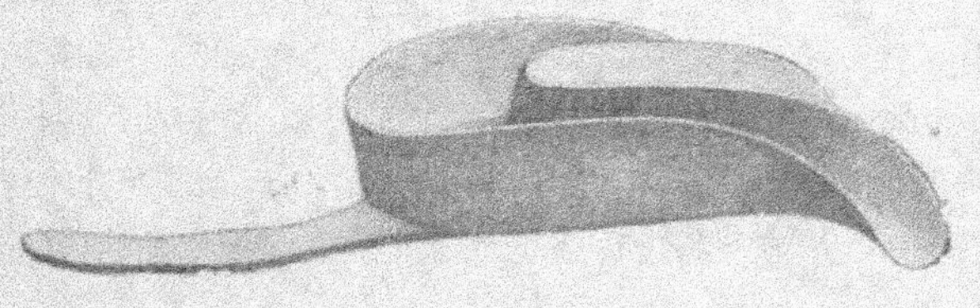

Fig. 6.

assez pour que toutes celles qu'on est appelé à remplacer correspondent à de multiples intervalles triangulaires.

Dans ce cas la seule difficulté sera l'empreinte, car une telle pièce, quand elle est habilement faite, tient bien sans crochets.

Avec une empreinte en stents, le travail sera simplifié, moins long pour le moment; mais, comme il est absolument impossible de reproduire par ce moyen la forme exacte de la gencive là où viendront s'appuyer les dents artificielles, c'est en la posant ou après que la personne l'aura essayée dans la mastication que vous perdez bien autrement de temps par

des retouches répétées et difficiles, que si vous vous
étiez servi de plâtre, qui, il est vrai, dans la recon-
stitution des morceaux, vous demandera pour ce
cas quelque peu de patience, mais qui, une fois la
pièce finie, vous donnera beaucoup moins de mal.

Certaines empreintes au plâtre de la mâchoire
inférieure souffrent quelquefois de la salive qui arrive
abondamment; il importe alors de ne pas insister;
vous vous servez en attendant de la première empreinte telle qu'elle est; quand vous aurez coulé le
modèle, il vous servira d'abord à choisir ou à façonner en métal un porte-empreinte exact; puis plus
tard la pièce une fois vulcanisée (s'il reste beaucoup
de dents), en mettant du rouge sur les dents de
plâtre, à faciliter, en enlevant peu à peu où c'est
nécessaire, sa mise en place dans la bouche. A la
prochaine séance vous recommencerez, car, après
avoir essayé plusieurs fois la pièce en cire, cette
abondance de salive disparaît peu à peu.

Que de fois, après avoir manqué à différentes
reprises une empreinte du bas, nous nous sommes
résigné à employer le stents, et au moment de congédier la personne, craignant de lui faire une pièce
d'un ajustement imparfait, nous tentions encore de
reprendre l'empreinte en plâtre, nous apercevant que
peu à peu, à force d'essayer les pièces en cire, la
bouche tolérait mieux un corps étranger, sans pro-
voquer, comme au commencement, de salivation
abondante.

Quand, dans une empreinte du bas, il reste à la

personne des dents sur le devant, comme l'indique la fig. 7, il faut un porte-empreinte découpé, de manière à ce que le plâtre ne recouvre que les dents à l'intérieur; si au contraire, avec un réceptable ordinaire, vous descendez avec le plâtre fort bas par devant, il arrivera que pour enlever cette empreinte,

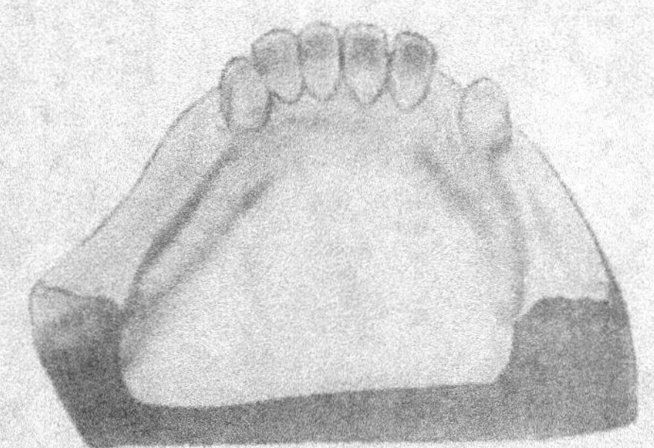

Fig. 7.

qui ne sera plus de dépouille, vous aurez beaucoup plus de difficultés.

La fig. 8 représente le porte-empreinte approprié et la préparation quant à la quantité de plâtre.

Pour l'introduction, tout en le descendant, appuyer légèrement d'arrière en avant, vous pouvez, en vous y prenant de la sorte, le laisser quelque peu durcir, l'enlever en exerçant par petites poussées sur le manche une pression d'abord très modérée qu'on augmente peu à peu, en appuyant légèrement d'avant en arrière.

Quand vous aurez le sentiment que tout se détache, vous redoublerez de précaution pour avoir le moins de morceaux possible, une empreinte ainsi prise est si parfaite qu'avec aucune autre substance on ne saurait l'égaler.

La fig. 10 représente un bas ou bien des dents étaient inclinées en dedans et la grosse molaire jetée en avant.

La fig. 9 fait voir la quantité de plâtre qui fut employée, sa disposition, pour éviter qu'il ne vienne

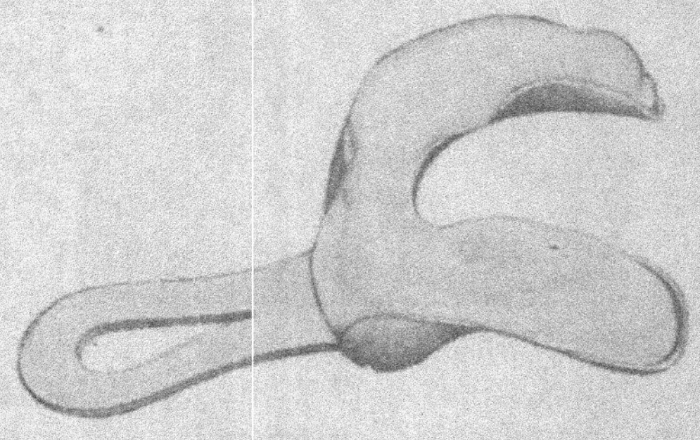

Fig. 8.

beaucoup à l'extérieur. Comme la gencive en dedans, un peu au-dessous des dents, était très en retrait, il s'agissait malgré cela d'obtenir l'empreinte sans avoir de cassure à sa sortie.

Pour cela, une fois la disposition du plâtre représentée, obtenue fig. 9, il faut recommander au patient de bien ouvrir la bouche, pour pouvoir passer par dessus les dents, sans râcler en quoi que ce soit le plâtre.

Vous appuyez ensuite d'arrière en avant, pour

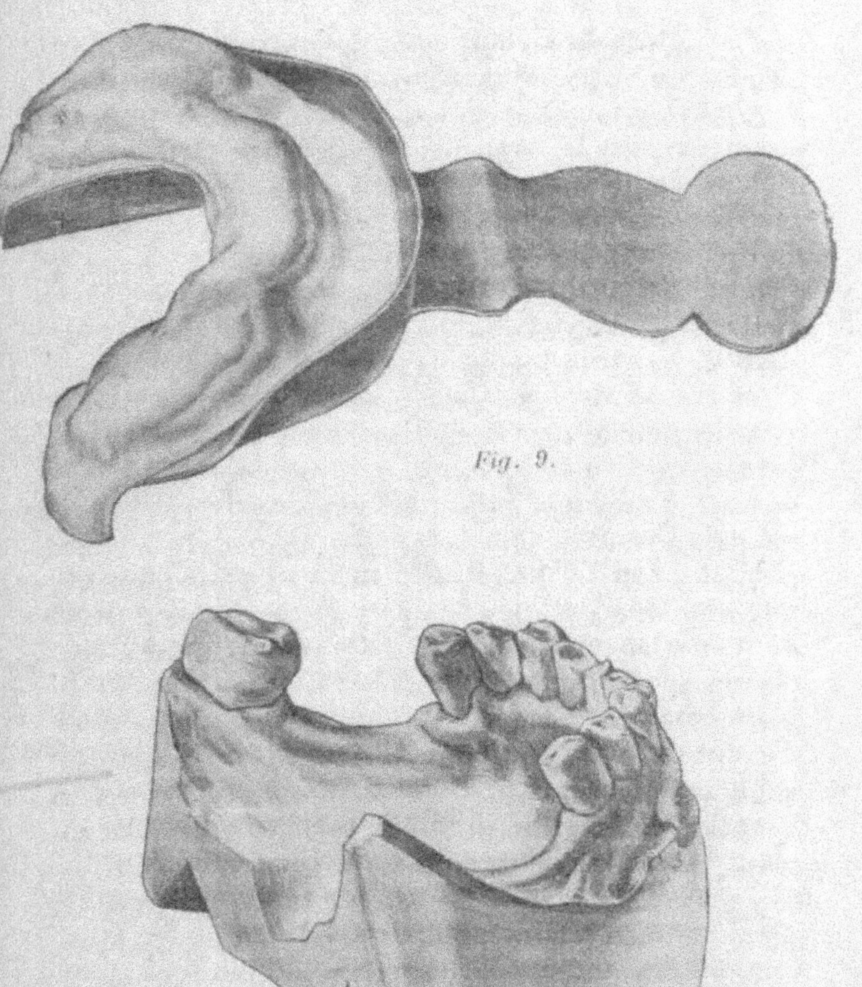

Fig. 9.

Fig. 10.

qu'à l'intérieur il entre bien en contact avec les dents, puis vous descendez comme à l'ordinaire.

Quand le moment sera venu de sortir l'empreinte, appuyez sur le manche par petites poussées de dehors en dedans et du côté opposé à la grosse molaire.

En opérant ainsi, l'empreinte, comme il nous arriva, se détachera en dedans d'une seule pièce, très nette, sauf la partie qui se trouve entre la grosse dent et la petite bicuspide.

Après avoir bien laissé durcir cette partie, la pousser de côté, en recueillir soigneusement les fragments, ainsi que ceux qui sont en dehors du côté opposé, d'ailleurs d'importance secondaire, le modèle est, comme on le voit, très net.

Maintenant si dans cette même bouche, il avait manqué trois ou quatre incisives on aurait pu tout de même se contenter de cette même quantité de plâtre, sauf un peu plus d'élévation sur le devant pour combler le vide, mais ce mouvement exercé d'avant en arrière pour retirer l'empreinte, aurait été moins heureux, pour deux raisons. La première, c'est que précisément cette brèche du devant qui n'est presque jamais de dépouille, y aurait mis obstacle. La seconde, c'est que cette importante partie aurait certainement bien souffert de ce mouvement d'avant en arrière; ce qui fait que nous aurions alors préféré retirer l'empreinte, comme d'habitude, verticalement.

Nous nous sommes un peu longuement étendu

là-dessus, pour faire voir que pour réussir, étant donné la variété des cas, il faut faire comme un bon général qui avant de livrer bataille, tâche de bien reconnaître son champ d'action.

On peut aussi pour le haut si l'on a coulé un modèle sur une empreinte en cire, le couvrir d'une plaque de cire un peu épaisse et fabriquer là-dessus une forme en gutta-percha, avec un manche en zinc de la grandeur de la pièce à faire, méthode inventée par le professeur Austen, et que nous conseillons aux débutants pour les cas spéciaux.

En résumé, nous estimons, si elle n'est pas de dépouille, qu'une empreinte de stents ou godiva, quoiqu'ayant quelquefois belle apparence, vous donnera la plupart du temps de médiocres résultats car, du temps où nous l'employions, beaucoup de nos clients se plaignaient que leur plaque n'adhérait pas suffisamment au palais.

L'on ne peut donc guère compter sur elle quant à la fidélité, si ce n'est pour les couronnes, le travail à pont et certains cas bien rares.

Ce qui fait la valeur d'une pièce c'est la façon dont elle s'ajuste au palais ; l'empreinte joue un rôle capital.

Si donc votre plâtre est tiède, comme nous l'avons indiqué plus haut, et si vous le disposez habilement le plâtre sera à peine plus désagréable à la personne que les autres substances.

Le docteur Andrieu dans son traité de prothèse buccale et de mécanique dentaire, prétend qu'il est un objet de répugnance et de dégoût pour la plupart

des patients; nous répondrons qu'il est plus aseptique que toutes les autres substances dont les
dentistes se servent plusieurs fois, et ce n'est que
dans le cas, ou par maladresse, on leur en ferait couler dans la gorge qu'ils le prendraient en horreur.

Cet accident n'arrive que chez les commençants
qui mettent ou trop de substance ou l'introduisent

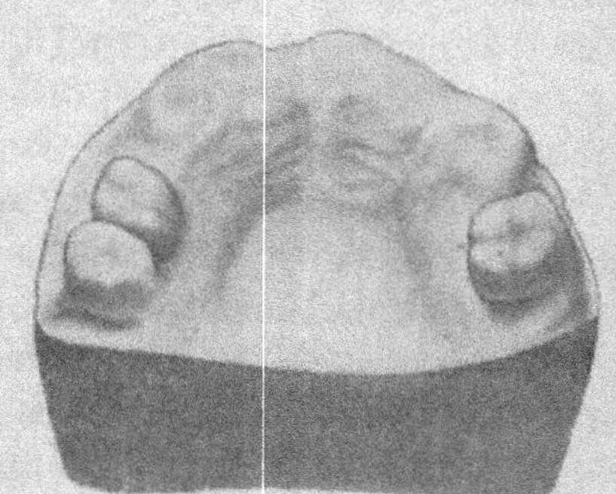

Fig. 11.

et la montent en place alors qu'il est encore trop
liquide; pour démontrer combien il est difficile
qu'un tel accident se produise, nous avons déjà
indiqué fig. 1 et 2 la prise d'une empreinte pour une
pièce complète; en voici maintenant une autre ou
les molaires de point appui (fig. 11) se trouvaient
toutes au fond de la bouche, dont l'ouverture était
petite.

Nous faisons voir dans le réceptacle fig. 12 la
quantité de plâtre qui fut employée, et après en

avoir mis un peu au centre du palais, fut introduit
alors seulement qu'il commençait à se figer.

Comme les molaires restantes sont fortes et pas
mal longues, ce serait une faute pour les obtenir,
d'étendre le plâtre jusqu'au fond du réceptacle ; en

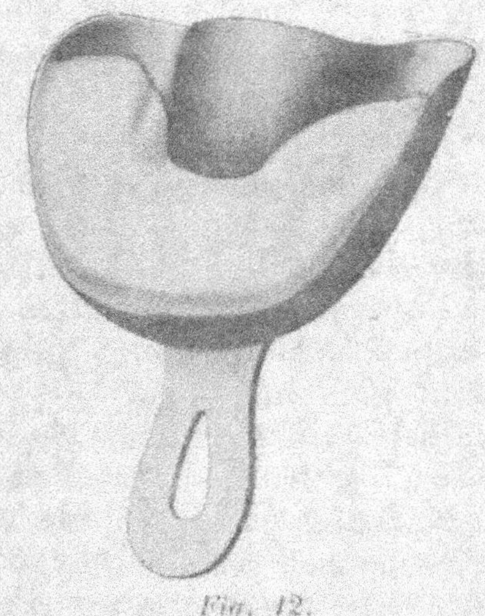

Fig. 12.

s'y enfonçant, elles le chasseraient en arrière bien
au-delà de la zone permise.

Le mieux est donc, avec la quantité dessinée
(fig. 12) de le porter d'abord fort en arrière sans
que le plâtre touche les dents, puis de l'élever, de le
ramener en avant de façon à ce que les molaires
en râclent un peu au fond ; le montant alors bien
devant, vous les obtiendrez à coup sûr, sans
encombre.

Avec ces précautions, l'horreur des patients pour l'empreinte en plâtre dont parle le docteur Andrieu ne saurait subsister, car vous avez toujours la ressource, si vous avez affaire à une personne ne supportant rien, ou à un cas extrément difficile, de faire sur une première empreinte en cire une forme en caoutchouc avec ou sans manche, couvrant tout juste la partie que doit occuper la pièce à faire ; mais ces cas sont si rares que nous n'avons eu que peu de fois recours à ce procédé.

Un autre moyen, si vous avez à faire à une personne d'une grande pusillanimité, c'est pour l'habituer un peu à l'opération, de ne mettre pour la première fois que peu de plâtre moins qu'il n'en faut, tout simplement pour lui faire voir que ce n'est rien, la seconde fois alors qu'elle s'y prêtera mieux et qu'elle laissera les muscles à l'état de repos, vous en mettrez la quantité nécessaire qu'elle n'aurait sans doute pas supportée au début.

C'est aussi au talent de persuasion du dentiste de démontrer à la personne l'avantage qu'il y a à procéder ainsi, si, pour s'éviter pendant deux minutes et demie le contact ennuyeux du plâtre elle préfère d'autres substances ne coulant pas comme le stents ou la cire, qui demandent cependant aussi un certain temps pour durcir ; elle aura, par contre l'inconvénient d'avoir à porter bien longtemps peut-être une plaque ne répondant pas à tout ce qu'on est en droit d'exiger.

C'est surtout pour reproduire les muscles des

joues et leur laisser libre jeu une fois la pièce
finie qu'il importe de ne pas employer pour les
empreintes de substance qui demande comme le
stents ou autre une certaine pression, qui, en refoulant ces parties les reproduise mal.

Ainsi l'on sait qu'outre le muscle de sensibilité
exquise de la ligne médiane, il en existe souvent
d'autres qui ont des adhérences soit à la lèvre ou à
la joue, et qu'il est d'une grande importance de les
reproduire dans leur état de repos, sans les refouler
sous peine de les blesser, d'avoir dans la suite à
tailler dans la pièce, ce qui nuit toujours à la fixité
de l'appareil.

Donc pour ne pas les refouler, il ne faut pas
prendre une masse de plâtre, comme beaucoup de
dentistes en ont l'habitude, mais juste la quantité
voulue, de même que lorsqu'on veut mouler la
figure d'un ami en lui mettant préalablement dans
les narines deux tubes pour lui permettre de respirer
il est essentiel que la couche de plâtre que l'on mettra
sur son visage soit aussi légère que possible sans
cela les traits seront aplatis par le poids excessif de
la substance, de même quand on veut mouler la
bouche, le bas surtout, il y a cette précaution à
prendre, le plâtre ne devra guère dépasser une fois
appliqué au palais la largeur de la plaque, qu'on se
propose de faire, tout cela dans un porte-empreinte
ayant bien la forme avec des bords pas trop hauts,
largement évasés dans le voisinage des muscles à
reproduire, de plus le monter à sa place, alors que

le plâtre ne demande presqu'aucune pression ; tout cela naturellement est un peu délicat, difficile seulement pour celui qui ne possède pas une certaine pratique de tour de main, mais certainement que dans le cas d'adhérence le plâtre seul peut donner un résultat satisfaisant.

La fig. 1 représente un cas de ce genre, les muscles y sont très accusés et nettement reproduits par le plâtre, nous faisons voir fig. 2 le porte-empreinte et la quantité de plâtre employée pour l'obtenir, on compendra que si ces muscles par une mauvaise reproduction dans l'empreinte subissaient dans la suite une pression quelconque de la pièce l'inflammation qui en résulterait rendrait bientôt son port insupportable ; avant son introduction dans la bouche, alors que le plâtre était encore liquide nous avons penché le tout en avant, la fig. 2 représente très bien comme le plâtre par ce mouvement s'est accumulé sur le devant et a glissé sur le manche, car il importait surtout à cause des muscles jugaux de pouvoir le monter alors qu'il était encore très mou, sans avoir à craindre le moins du monde ni de refouler ces derniers, ni de voir le plâtre trop dépasser par derrière le bord du porte-empreinte.

Là où se trouvent les trois X s'enfoncèrent les rebords restés volumineux (fig. 1).

Pour la réussite de ce cas en mettant le plâtre en contact avec les rebords, le tour de main est que tout en montant l'empreinte à sa place on appuie d'avant en arrière et quand on a le sentiment que le rebord est suffisamment pris d'appuyer ensuite au fond jusqu'à ce que l'on voit le plâtre dépasser le bord postérieur du porte-empreinte, mais il vaut mieux à ce moment monter encore un peu plus que moins, c'était surtout à l'endroit des muscles A et B dans les pièces qu'elle avait portées antérieurement que la personne avait eu souvent à souffrir.

Quand on compare attentivement un modèle dont l'empreinte a été prise au plâtre à un autre, si bien qu'il soit pris au stents, le doute n'est plus permis.

En général tout praticien soucieux de bien faire, désirant tirer de notre art, tous les résultats qu'on est en droit d'en attendre devrait préférer le plâtre.

Avez-vous à prendre une empreinte avec les six dents du devant un peu chancelantes et très en avant comme cela arrive assez souvent, vous enlevez du porte-empreinte (si vous n'en avez pas un de tout prêt) tout le bord extérieur correspondant aux dents restantes, de façon qu'il n'embrasse que la partie de chaque côté où les dents sont à remplacer; après l'avoir mis en bouche (chargé de plâtre) et l'avoir bien monté en place, vous faites un peu monter à l'extérieur avec le pouce resté libre, le plâtre vers les dents; quand le moment sera venu de l'enlever, vous n'éprouverez aucune difficulté, car le bord de plâtre extérieur ne sera pas entraîné avec la masse par le porte-empreinte; la surface palatine seule viendra, et, sans vous presser du tout, vous détachez d'un seul morceau, si possible, la partie extérieure dont vous retrouverez facilement la place, surtout si avant de l'ôter vous l'avez laissée quelque peu durcir.

La fig. 13 représente le réceptacle chargé de plâtre au moment de son introduction dans la bouche pour obtenir le modèle fig. 14.

On remarquera qu'il y en a une grande hauteur

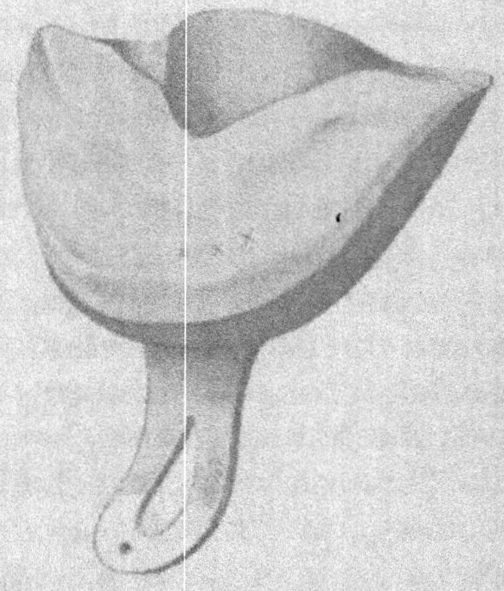

Fig. 13.

sur le devant, car la distance qui n'est qu'en partie visible sur le dessin, en la mesurant du bord tranchant de l'incisive, jusqu'au point à atteindre en haut de la gencive très résorbée à droite et à gauche était de vingt-deux millimètres.

La masse est disposée de façon à ce que alors seulement qu'il arrive au haut de sa course, le plâtre afflue un peu par derrière au palais.

Pour être sûr que les dents restantes dans le trajet
à parcourir ne heurtent pas du tout le bord antérieur du porte-empreinte, nous l'avons mis assez en
avant, de façon à ce que dans sa mise en place elles
s'enfoncent là où se trouvent marqués les trois X.

Dans la plupart des livres de mécanique dentaire,
on décrit la méthode au stents, au Godiva à

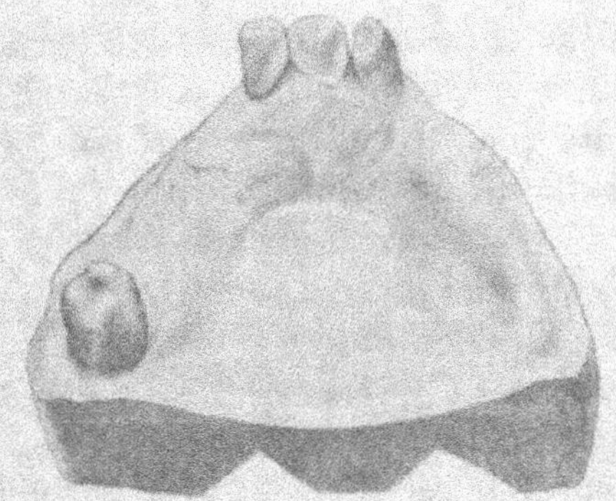

Fig. 14.

moulages successifs, à la gutta-percha, au plâtre,
sans toutefois se prononcer nettement sur l'une ou
l'autre de ces substances ; tout cela rend bien confus
le jugement de l'opérateur se trouvant en face d'un
cas difficile.

Quoique tous s'accordent généralement à trouver
que le meilleur résultat s'obtient avec l'empreinte
en plâtre, ils n'en développent pas moins de longs
procédés quelquefois compliqués, où il est question
d'une empreinte prise en cire d'abord, puis creusée

pour être finalement remplie et prise au plâtre. Plus un procédé est compliqué, moins il faudra l'admettre dans sa pratique.

Sans doute, certains dentistes, à force d'habitude et d'étude, finiront par en tirer parti, mais pourquoi ne pas s'habituer de suite à employer la substance proclamée la meilleure, et cela autant que possible exclusivement.

Est-ce à dire que chaque dentiste sera capable de prendre toutes ses empreintes au plâtre? Non nous ne le croyons pas, tout imprégné de science qu'il soit, il lui faut tout de même pour le manier quelques aptitudes naturelles et dans certains cas, une souplesse, une certaine délicatesse du toucher qui ne se rencontre pas chez chacun.

Nous disons cela parce qu'une fois le porte-empreinte chargé de plâtre, introduit dans la bouche, vous n'avez guère pour vous guider que le sens du toucher, et vers la fin seulement le plâtre qui rafflue par derrière. Ainsi quand il ne reste des dents que d'un côté il faudra surtout appuyer et monter considérablement du côté qui lui est opposé. La réussite dépend donc en grande partie de la façon dont vous le monterez à sa place, il est évident que le sentiment du trajet à parcourir sera d'autant mieux senti, que l'opérateur sera doué d'un toucher délicat et assez maître de ses nerfs pour le maintenir sans broncher, à sa place pendant le temps nécessaire, et qu'avec toutes ces qualités il ait fait jeune, au laboratoire, un stage de quelques années.

Si un jour on emploie le stents, le lendemain la gutta-percha, etc., ce sera le vrai moyen de ne s'habituer et de ne devenir expérimenté dans aucune de ces substances.

Nous insistons donc pour l'emploi exclusif du plâtre, excepté pour les cas indiqués plus haut.

Nous ne saurions toutefois assez recommander de bien se pénétrer que pour réussir, il faut surtout ne pas avoir à se presser, même si des clients impatients vous talonnent, car tous les temps de l'opération doivent être conduits avec beaucoup de calme.

En précipitant les choses, soit le choix du porte-empreinte, le degré de chaleur de l'eau salée qui ne devra pas être plus que tiède, la quantité de substance à employer (car ce n'est que lorsqu'elle va un peu trop en arrière que les muscles se montrent récalcitrants et provoquent une grande salivation), nous prévenons l'opérateur qu'il aura à recommencer plusieurs fois et c'est vraiment gagner du temps que de bien observer tout ce que nous lui indiquons. Un homme nerveux qui veut se presser ne pourra pas se tirer d'affaire.

Par une étude approfondie des phases par lesquelles passe le plâtre, on devra arriver à trouver le moment où il n'est pas trop mou ni trop cassant pour pouvoir être enlevé presque sans aucune fracture.

Les transformations par lesquelles passe le plâtre avant d'arriver à son durcissement se divisent en plusieurs phases qui doivent être bien connues de l'opérateur. Ainsi après l'avoir gâché ni trop épais,

ni trop liquide mais bien comme de la crème fouet-
tée, il a si peu de consistance que vous ne pouvez en
mettre une quantité l'une sur l'autre sans qu'il
s'aplatisse.

Pendant que vous en mettez lentement une toute
petite épaisseur sur le porte-empreinte pour bien mar-
quer la ligne de démarcation, il commence à être plus
consistant, si à ce moment vous passez la cuillère sur
sa surface, le creux de cette dernière restera quelque
peu marqué; ce moment est celui qui est favorable
pour mettre sur le porte-empreinte l'élévation, la
hauteur de la quantité nécessaire puis par un mouvement de la cuillère, très habilement vous nivelez bien
toute la masse, qui avant l'introduction dans la bouche doit déjà avoir un contour très net, une surface
lisse et un côté pareil à l'autre; c'est encore le moment favorable (mais il va toucher à sa fin), pour en
introduire, à l'aide de la cuillère, un peu au centre du
palais, bien appliqué dans le creux, puis rapidement
il prend; sans perdre un instant vous commencez
l'introduction déjà décrite, vous suivez dans ce qui
est resté dans la capule de caoutchouc la marche de
son durcissement; la surface peu à peu de brillante
qu'elle était se ternit, sèche, c'est le moment où il
forme une substance capable de conserver la forme
qu'on lui a donnée, mais sans aucune consistance,
et si vous étiez obligé de retirer l'empreinte, la moitié resterait collée au palais, l'autre dans le porte-
empreinte, ou si à l'aide d'un couteau vous vouliez
tailler sa surface elle serait hérissée d'aspérités.

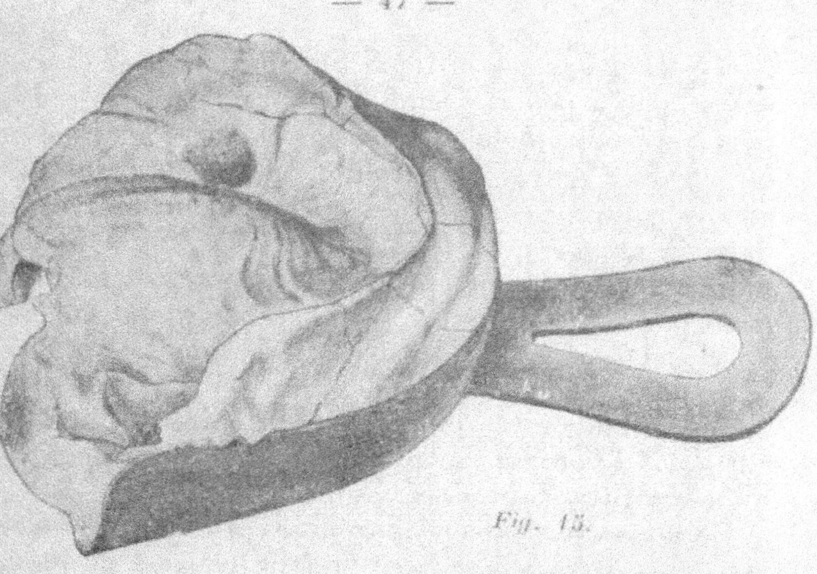

Fig. 15.

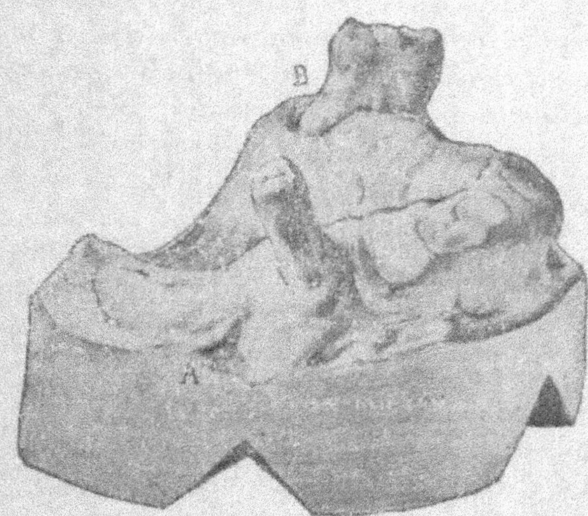

Fig. 16.

C'est cette phase critique qui dure le plus long-temps, peu à peu il prend corps, sa masse devient plus compacte, mais ce n'est pas encore le moment où on doit retirer l'empreinte, car il en resterait encore collé au palais, vous en prenez un morceau dans la capule que vous cassez et s'il oppose la moindre résistance, s'il forme une masse assez homo-gène pour qu'il ne reste plus collé au doigt, nous voilà arrivés, s'il reste des dents, au moment d'opérer la sortie de l'empreinte sans se presser ; mais même cet instant favorable bien saisi, je dois le dire, c'est surtout à l'homme adroit, calme, déjà expérimenté qu'il accordera toutes ses faveurs.

En nous exerçant à prendre une empreinte à notre assistant, parfois nous arrivions à détacher le tout avec netteté sans qu'il restât un seul morceau en bouche, tandis qu'avec le même porte-empreinte et le même plâtre, quand nous attendions un peu plus longtemps pour l'ôter, le porte-empreinte venait seul, et nous étions obligés d'enlever le plâtre par sections, où nous avions beaucoup de morceaux, quoique l'empreinte était parfaitement de dépouille ; ce qui est une preuve que c'est presque toujours la faute de l'opérateur qui a manqué le moment oppor-tun, quelques secondes de plus ou de moins suffisent pour que cela ne marche pas à souhait.

Dans la bouche représentée fig. 16, il y a deux dif-ficultés pour la prise de l'empreinte, la première c'est que les deux dents restantes comme c'est générale-ment le cas, ont une direction opposée l'une à l'autre.

La seconde c'est que derrière la prémolaire il y a une très grande dépression et que, cette dernière était en outre en partie masquée par le muscle A qui n'en présente que le commencement car il était si adhérent à la joue qu'il empêchait en quelque sorte de voir la place que devaient occuper les molaires.

Il s'agissait donc de reproduire cette dépression difficilement accessible sans refouler ce muscle en aucune façon et de prendre aussi la gencive du côté opposé derrière la grosse molaire B. — La fig. 15 représente l'empreinte de cette bouche. En disposant le plâtre nous en avions mis beaucoup de hauteur de chaque côté, en avant de chaque dent, hauteur qui a été en partie raclée comme nous le verrons plus loin mais dont on peut se rendre compte par le niveau des bords latéraux.

Après en avoir mis un peu au centre du palais, recommandant à la personne de fortement ouvrir la bouche et avant de monter la réceptacle à sa place, nous l'avons porté en arrière un peu plus loin qu'il ne fallait sans que le plâtre touche les dents, puis le ramenant en avant, raclions au moyen de ces deux dents, une certaine quantité de plâtre, nous servant en quelque sorte de ces deux obstacles pour les faire servir de pelles, refoulant en arrière la quantité nécessaire, puis en montant le porte-empreinte nous avons surtout appuyé derrière jusqu'à ce que le plâtre dépasse le bord de celui-ci, fidèle à notre principe d'être dans ce cas très généreux pour le devant quant à la quantité, et au contraire parcimonieux quelquefois à l'excès, pour la face palatine, il nous fut alors facile avec le pouce resté libre de la main droite de ramener le plâtre resté en excès en contact avec les gencives sur le devant, en partant du niveau de la prémolaire jusqu'à l'autre extrémité, c'est ce qui explique pourquoi, il y a sur le devant de cette empreinte tant de hauteur alors qu'il n'y en a que très peu entré en contact avec le palais.

Au moment de sortir l'empreinte sentant que nous avions entraîné la masse principale, sans nous presser, continuant le mouvement de haut en bas et de bas en haut, et après quelques résistances à droite et à gauche les traînées se firent (ces dernières sont du reste indispensables, et il faut ne les corriger que très peu sur le modèle pour faciliter l'introduction et la sortie de la pièce, elles sont visibles dans le creux de la prémolaire). L'empreinte finit par se détacher et comme on le voit dans le dessin il n'y eut de morceaux, que sur le devant.

Ces deux dents restantes n'étaient ni l'une ni l'autre en état pathologique; elles constituaient d'excellents points d'appui pour l'appareil dont il ne fut du reste pas abusé, la pièce s'étant maintenue dans la suite en grande partie par le contact.

Supposons que vous ayez des intervalles interdentaires à combler, que les dents naturelles un peu longues ayant une forte couronne et un collet très étroit, se rapprochant vers leur surface broyante, formant ainsi une espace plus large vers le bord gingival (ce qui arrive aussi quand il s'agit d'ajouter une dent à une pièce déjà portée pendant un certain temps, mais tenant encore bien).

Dans ce dernier cas, une fois la pièce en place, vous prenez d'abord avec de la cire un petit articulé et après l'avoir ôté, moulez en plâtre avec une longue spatule cette partie à combler, en l'étendant à l'intérieur à environ un tiers de la surface de la plaque. Cette empreinte une fois durcie, doit être enlevée d'abord, puis la pièce; vous pourrez facilement retrouver sa place.

Ce procédé est si sûr que vous n'aurez besoin de rien essayer.

Qu'arrivera-t-il, si dans ce cas, soit pour une grande empreinte ou pour ajouter une nouvelle dent, vous employez le stents? C'est que l'endroit qui n'est pas de dépouille et où la dent artificielle devrait ajuster ou elle est le plus en vue, sera justement le plus mal venu, ayant été traîné et infailliblement déformé au moment de la sortie de l'empreinte.

Dans ces conditions, c'est certainement marcher de gaîté de cœur à un insuccès que de ne pas mieux se rendre compte par quels moyens il faut vaincre la difficulté.

Sans doute les maladroits qui n'ont aucun amour de leur art, n'arriveront pas mieux avec cette substance qu'avec une autre; nous nous adressons aux dentistes habiles ayant la noble ambition de faire un travail de tout premier ordre, qui, même s'ils rencontrent jusqu'à ce qu'ils aient attrapé le tour de main, dans les premières centaines d'empreintes qu'ils prendront en plâtre, quelques difficultés, n'en devront pas moins persister dans cette voie, qui malgré tout, est la meilleure.

Empreintes des divisions congénitales ou acquises.

Pour les empreintes des divisions congénitales, le professeur Austen et d'autres auteurs disent que l'on peut avec du plâtre remplir le plancher des fosses nasales et pendant qu'il est encore assez mou, prendre ensuite le voûte palatine, il faudrait pour cela qu'il durcisse bien lentement car pour mouler et remplir les fosses nasales, cela demande un certain temps, l'on ne peut commencer tant que le plâtre est trop liquide, ce moulage fait, s'il est encore assez mou pour pouvoir être appliqué à la voûte palatine, c'est que vraiment il mettra pour durcir un temps excessif et que l'on peut raisonnablement obtenir du patient une immobilité des muscles de cette durée, il est préférable, plus simple de prendre l'empreinte en deux fois.

Voici comment nous opérons : On prend au plâtre une empreinte un peu plus longue qu'à l'ordinaire, qui, tout en vous servant à tâter la personne l'habituera quelque peu à l'opération, car la sensibilité exquise des parties ne disparaîtra guère qu'après plusieurs tentatives, et ce n'est qu'à ce moment que

vous pourrez sérieusement réussir; sur cette première empreinte vous faites un modèle en plâtre,
ensuite avec de la cire, non seulement vous bouche-
rez en avant la fissure, mais vous en mettrez encore
à cette place, une élévation d'au moins un centimètre car il est très important que le porte-empreinte que vous allez fabriquer ne vienne en aucune
façon, alors que vous voudrez le mettre en position
chargé de plâtre, butter contre la première partie
nasale; après avoir bien huilé cette première couche

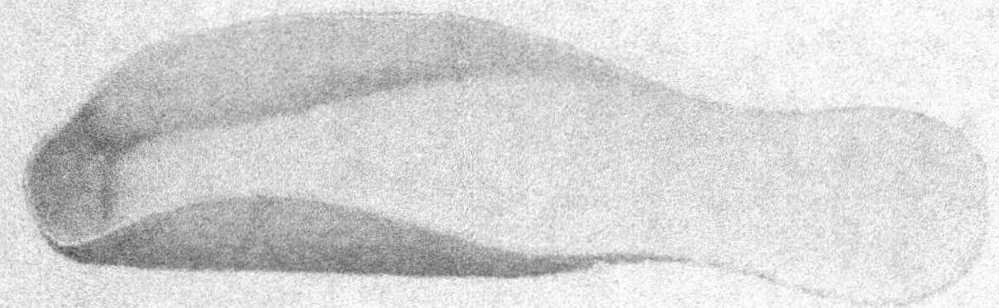

Fig. 17.

de cire vous en mettrez sur elle une deuxième
plaque sur laquelle vous formerez en avant un
manche; ce porte-empreinte en cire après l'avoir
détaché de la première couche sera alors reproduit
en caoutchouc.

On prépare ensuite avec du fer-blanc provenant
d'une boîte de caoutchouc ou autre, une forme
représentée fig. 17, tout à l'heure nous verrons son
emploi. Tout ceci prêt, on fait asseoir la personne
la tête droite, l'on gâche du plâtre et après l'avoir
laissé un peu prendre, on moule et remplit les fosses

nasales, mais on ne peut le plus souvent en introduire qu'une petite quantité à la fois, il ne faut donc pas qu'il durcisse trop vite, du reste comme il n'y a pas de muscles en jeu, ce moulage est généralement bien supporté, beaucoup mieux que celui du restant de la voûte palatine, il n'y a donc pas à se presser, et il faut hardiment sans hésitation aucune en introduire jusqu'à ce qu'on voit (si ce n'est pas trop au fond) le plâtre bien toucher la paroi supérieure

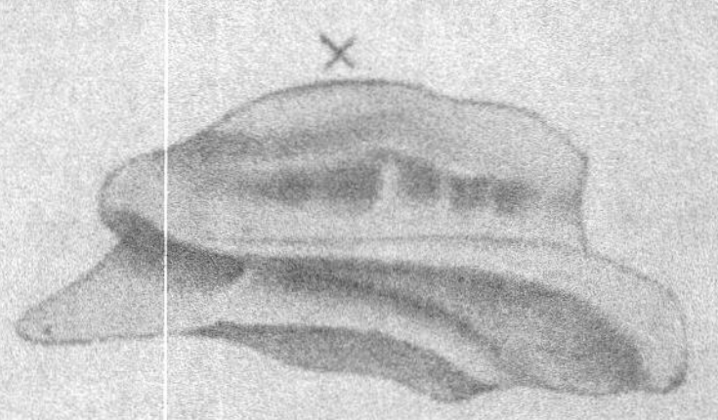

Fig. 18.

(fig. 18) qui représente très fidèlement l'empreinte nasale grandeur naturelle, mais où il n'était possible de s'appuyer que d'un seul côté, il faut cependant à ce moment se rendre compte de la distance du pharynx, car, comme cette petite empreintre une fois durcie, doit être enlevée, être poussée en arrière, il ne faudrait pas qu'elle vienne butter contre ce dernier, ce qui rendrait sa sortie difficile, plus la division commencera en arrière, plus il faudra la faire courte; la ligne pointillée de la fig. 19, réduite d'un tiers de sa grandeur naturelle, fait bien voir l'endroit qui a été quelque peu diminué, pour rendre plus facile

l'entrée et la sortie de cette première partie quoique
ce soit absolument la même sans aucune modifica-
tion que celle dessinée sous un autre aspect fig. 18,
dès qu'elle sera durcie, on introduira doucement
par dessus la langue presque jusqu'au pharynx, la
forme de fer-blanc réduite d'un tiers fig. 17 recommandant à la personne de fortement ouvrir la

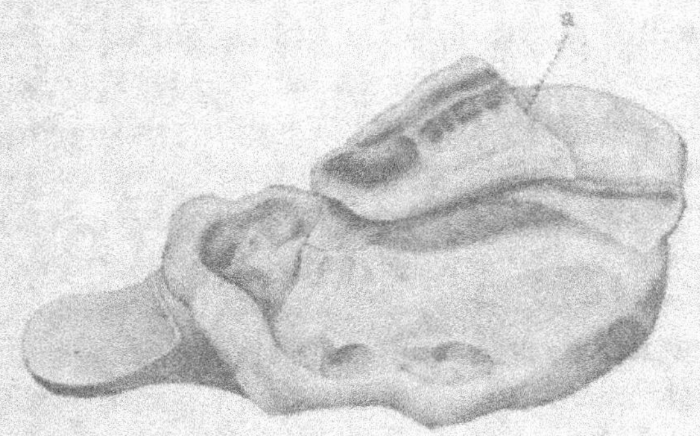

Fig. 19.

bouche, on la poussera en arrière, tombant alors sur
le métal, elle glissera hors la bouche ; cette forme
de fer-blanc peut aussi être utile pour les empreintes
du haut à palais très profond, quand après avoir
enlevé très heureusement l'empreinte la partie palatine seule reste collée au palais, on appuyera alors
sur cette dernière par petites poussées d'avant en
arrière pour qu'elle tombe sur ce petit plateau.

Après le durcissement complet on en façonne s'il
y a lieu, en égalisant, la partie palatine (qui doit

correspondre à la deuxième partie), on la fait tremper cinq minutes dans l'eau de savon, puis avec un
pinceau à crins mous on l'essuie bien; enduite
ensuite d'un peu d'huile, elle peut en la maniant
légèrement être introduite en bouche bien à sa place
d'arrière en avant, grâce au moulage d'une partie
du palais bien représenté fig. 18 avec l'index on
l'appuie bien en avant, si la personne a la tête
droite, cette partie tiendra bien. L'assistant présente
ensuite du plâtre bien gâché préparé comme pour
les empreintes ordinaires, vous en mettez une couche
autant que possible uniforme sur tout le porte-empreinte, puis avec le manche un peu courbé d'une
cuillère à café, on en introduira vers et tout autour
de la première partie, dès qu'il ne sera plus trop
liquide vous l'introduirez et le pousserez contre la
voûte palatine; au bout de deux minutes ou deux
minutes et demie il sera assez dur pour qu'appuyant
sur le manche par petites pesées d'abord très modé-
rées, puis un peu plus fortes, jusqu'à ce qu'il se détache, à ce moment un mouvement brusque pour
l'enlever serait absolument maladroit; l'on recueille
ensuite sur un plateau toutes les parcelles nécessaires, puis introduisant au fond la forme (fig. 17)
vous faites tomber sur elle l'autre partie.

La fig. 19 représente l'empreinte palatine et
l'empreinte nasale réunies; mais si vous n'êtes pas
satisfait de la reproduction de la luette bifurquée,
cela ne fait rien, il ne faudrait pas pour cela recommencer, pourvu que vous ayez bien obtenu par

devant toute la face labiale qui se trouve au-dessus
de grandes incivises (où viendra plus tard s'appliquer
l'ailette) et au fond un peu plus que la partie dure
du palais pour pouvoir construire l'appareil représenté à la fin de l'ouvrage ; cela suffit, car ce dernier
une fois terminé (excepté le bouton) vous le mettrez
bien à sa place, et comme il tiendra parfaitement de
lui-même, après l'avoir badigeonné d'huile, il ne
sera pas difficile à l'aide d'un porte-empreinte en
étain mat, un peu convexe au centre, qui n'aura pas
de rebords, de prendre l'empreinte s'étendant de la
voûte palatine jusqu'à quelques millimètres du pharynx, et si elle ne réussissait pas la première fois à
cause de l'extrême mobilité des tissus, il y aura
beaucoup moins d'inconvénients à la recommencer
qu'avec le procédé décrit précédemment, grâce au
moulage que vous aurez fait d'une grande partie de
l'appareil, vous retrouverez facilement sa place dans
cette empreinte qu'il faudra une demi heure après
couler en trois parties ; vous obtiendrez ainsi une
partie molle dont la forme sera irréprochable.

TECHNIQUE
PRATIQUE DE LA PROTHÈSE

CHAPITRE II

Préparation de la bouche.

Toute racine ou dent qui suppure, qui remue et qui n'offre pas quelque chance de durée doit être extraite et en général, s'il y a des extractions à faire, tâcher autant que possible que les deux côtés de la bouche soient pareils. Pour les racines qu'on veut conserver il est plus propre de les obturer; mais avant de prendre l'empreinte, il importe de promener l'index ou le petit doigt sur chacune d'elles pour sentir s'il n'y a plus d'aspérités; dans ce cas il faut remeuler jusqu'à ce qu'on ait obtenu une surface lisse. Cette manière de faire très simple vous permettra d'obtenir un ajustement plus parfait. Si l'on a extrait beaucoup de dents, il faut environ d'un à deux mois et quelquefois bien plus pour que la gencive soit bien guérie; pour le bas surtout, en faisant une plaque trop tôt après l'extraction, on risque fort d'occasionner au patient de vives souffrances dans le port de la pièce, car bien des endroits seront restés vulnérables. Si les dents restantes sont trop inégales, on peut les racourcir sans inconvénient avec une meule d'un grain très fin. Il faut quelquefois beaucoup de jugement pour se bien tirer d'affaire, ayant bien souvent à se préoccuper de la nervosité, de l'âge, du séjour plus ou moins prolongé que pourra faire le patient dans votre ville, et malgré tout, faire quelque chose d'utile, rien ne jette une plus grande déconsidération sur la réputation d'un dentiste qu'une pièce que la personne n'aura pas pu porter.

Assemblage des morceaux de l'empreinte au plâtre.

Tous ces morceaux doivent être, après avoir été plusieurs fois précipités dans l'eau à l'aide des précelles pour les nettoyer, séchés, et si l'on a été assez malheureux pour en avoir beaucoup, chose qui ne doit pas arriver, il faut, avec un excavateur taillé en biseau, les débarrasser de tous les petits débris restés adhérents, puis reconstituer à peu près l'empreinte sans appuyer ni rien coller, mais il faut avoir soin de ne pas toucher avec les doigts, pour ne pas les arrondir, les endroits qui doivent joindre.

Après avoir étudié l'ensemble, vous joignez, en faisant couler un peu de cire collante, d'abord les petits morceaux entre eux, c'est-à-dire de faire quelquefois de six morceaux deux seulement, un de droite et de gauche; ces deux grands morceaux seront plus faciles à réunir à l'empreinte.

Vous pouvez alors, avec une petite spatule chauffée, enlever à l'intérieur l'excès de cire qui vous aura servi à l'assemblage.

Si vous avez des morceaux ou la fracture du plâtre est d'une grande épaisseur avec des aspérités aux endroits qu'on doit réunir et qui empêcheraient leur parfaite jointure; vous pouvez hardiment diminuer une partie de leur épaisseur dans les parties à juxtaposer de façon à n'en laisser qu'une épaisseur de deux millimètres aux endroits qu'on doit réunir; ce ne sont que les morceaux trop petits ou trop minces qui donnent des ennuis, parce qu'ils se brisent entre les doigts, du reste, comme nous l'avons dit plus haut, s'il y a trop de morceaux difficiles à reconstituer, il vaut mieux, sans hésiter, reprendre l'empreinte.

CHAPITRE III

Coulage et confection de modèle.

Après avoir rassemblé les morceaux, vous pouvez de suite commencer à vernir. S'il reste des dents naturelles, on garnit d'un petit boudin de cire le rebord extérieur, qui permettra de fixer un fort fil de fer ou une épingle à chaque dent en observant qu'il doit occuper exactement le milieu de la cavité.

Mais si une empreinte en plâtre a passé la nuit, le lendemain elle sera devenue trop sèche et, malgré la sandaraque, l'huile et l'eau de savon, la masse sera devenue si absorbante que vous obtiendrez, à coup sûr, un modèle crayeux. Pour éviter cela, il faut d'abord la tremper un quart d'heure dans l'eau de savon, puis la laisser sécher deux heures au moins et suivre ensuite le procédé ordinaire, qui consiste à la vernir ensuite avec un pinceau à la sandaraque (qui s'obtient en faisant dissoudre, pour un litre d'alcool, 120 grammes de sandaraque qu'on fait digérer en deux fois dans un récipient entouré d'eau, qu'on chauffera peu à peu jusqu'à ébullition); la laisser sécher et y mettre une légère couche d'huile, qu'il faut également laisser bien sécher, ensuite la plonger dans l'eau de savon quelques minutes; vous passez alors le tout sous un robinet du service d'eau, et après l'avoir un peu secouée ou lavée avec un pinceau à crin mou pour enlever l'excès d'eau, car si vous laissiez de l'eau au fond de la cavité représentant la dent, en coulant le modèle le plâtre se mélangerait à cette eau, vous auriez au modèle une dent crayeuse qui s'effriterait au moindre contact.

Il faut donc, avant de couler le plâtre, enlever soigneusement toute flaque d'eau avec un pinceau à longs poils très mous, et ne couler le plâtre que sur une surface non pas mouillée, mais simplement humide. Vous prenez du plâtre bien gâché et, avec une spatule appropriée, vous commencez par en introduire à l'extrémité, en avançant tout doucement, par petites quantités pour qu'il n'y ait pas de bulles d'air. Le plâtre un peu pris, vous en mettez sur une plaque émaillée épaisse une certaine hauteur et vous renversez par-dessus le réceptacle chargé de plâtre; avec un couteau vous façonnez le modèle, en maintenant légèrement l'empreinte au centre avec l'index de votre main gauche. Au bout de quelques heures, vous enlevez soigneusement le porte-empreinte du plâtre en y insinuant la pointe d'un petit couteau; l'apprenti se mettra alors derrière vous, muni d'un petit marteau, avec lequel il frappera chaque fois deux coups successifs. C'est à ce moment qu'il est important de ne pas avoir employé pour l'empreinte du plâtre trop dur, car si, comme la plupart des auteurs le conseillent, c'est du plâtre de Paris, en voulant le dégager, s'il y a des dents quelque peu longues au modèle, vous les abîmerez toutes. Celui que nous conseillons n'a pas cet inconvénient : vous pourrez, sans trop de peine, l'enlever par sections de petites dimensions en commençant par dégager le bord extérieur, puis le reste avec précaution. Si un bout de dent se casse, vous pouvez facilement, après l'avoir un peu séché à l'air chaud au-dessus d'une flamme de Bunsen, le recoller avec du ciment de Harvard qu'on laisse durcir pendant un quart d'heure ; la dent sera alors aussi solide que si elle était d'une seule pièce.

CHAPITRE IV

Construction d'une pièce en caoutchouc
ne gênant pas la prononciation.

Pour un haut complet, quand l'essai dans la bouche est terminé, essai qui demande une cire robuste, nous avons, depuis bien des années, mis en pratique le procédé suivant; un moment avant de mettre la pièce en plâtre, nous découpons au milieu dans la cire de celle-ci un cœur comme le représente la fig. 20, cela permettra d'abord de bien voir clair pour l'épaisseur, de distribuer méthodiquement la force qu'il faut, d'établir la charpente de résistance de la pièce (le dessin représente cette opération terminée) et qui doit ne se trouver rien moins qu'au milieu mis à jour.

Puis dans un morceau de cire laminée très mince on découpe un cœur correspondant au vide, plutôt un peu plus large, on le ramollit légèrement, on l'applique soigneusement, en appuyant surtout dans les creux et bien à sa place afin que les sinuosités du palais soient en relief, reproduites aussi bien que possible, comme le représente le petit dessin corres-

pondant au vide pratiqué dans la pièce en cire
fig. 20. Cette partie au centre que nous conseillons
de faire si mince sort du reste toujours un peu épais-

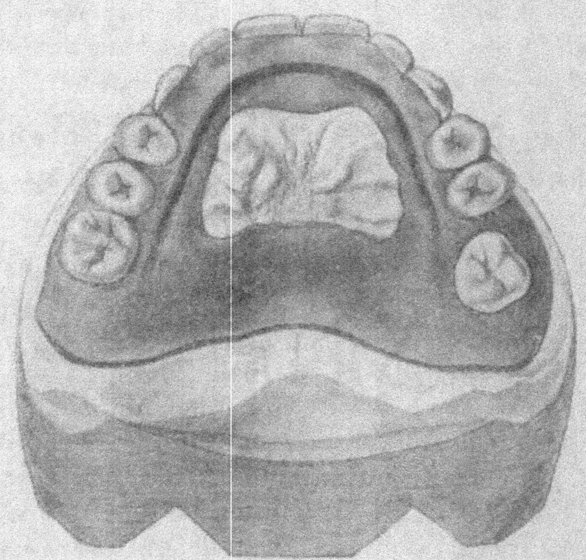

Fig. 20.

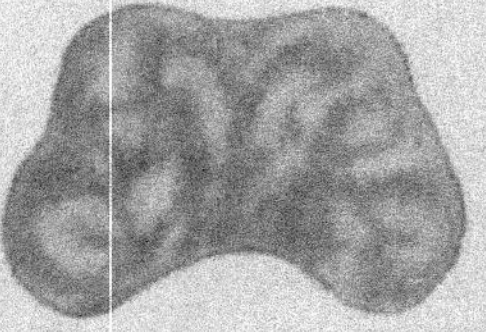

sie du vulcanisateur, et si nous ne faisons cette dé-
coupure qu'à la fin, au moment qui précède la mise
en plâtre de la pièce, c'est aussi parce que c'est celle

qui est la plus sujette à se déformer pendant le montage en cire quelquefois très long et très laborieux. On achève ensuite tout autour la cire; cette manière de faire évite un travail considérable. Quand la pièce sort du vulcanisateur, il ne reste que très peu de chose à faire pour la terminer, et la prononciation, grâce aux sinuosités reproduites ne sera pas changée comme elle l'aurait été sans cette précaution.

Pour les pièces partielles, il faut bien se rendre compte aussi que dans l'articulation des mots, l'extrémité de la langue vient surtout évoluer vers la partie convexe du palais, qui se trouve immédiatement en arrière des dents du devant; cet endroit de la pièce correspondant à la partie convexe, ne doit pas avoir plus d'épaisseur qu'une forte feuille de papier, mais alors la pièce serait trop mince, risquerait de se casser et pour la rendre solide, il faut loger sa force plus en arrière dans la partie qui recouvre l'endroit concave du palais.

Cette force doit lui être donnée non pas par une épaisseur de caoutchouc qui, toujours, est contre-indiquée, mais par un fil d'or demi-jonc un peu large et assez résistant qu'on loge dans la mise en caoutchouc au milieu de la partie concave qui forme le pont (après l'essai de la pièce, ce pont représenté en cire fig. 21 fut réduit avant la mise en plâtre de la moitié de sa largeur et même un peu plus au milieu). Ce fil demi-jonc prend sa force à droite et à gauche dans la partie de la pièce qu'il est permis de faire plus épaisse, c'est-à-dire dans l'endroit occupé avant la perte des dents par les molaires.

Étant donné une pièce à faire de six dents, la personne ayant encore les trois ou quatre incisives, vous construirez d'abord un pont comme l'indique le dessin de la plaque en cire (fig. 21), logée dans la partie concave, là où la pointe de la langue n'arrive pas, et après l'essai de la pièce vous achevez la cire

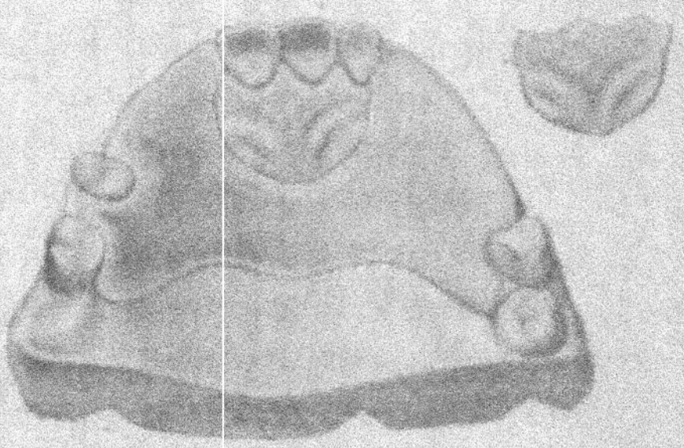

Fig. 21.

comme si vous vouliez faire une pièce à pont en caoutchouc. Après cela, prenez comme pour le cas précédent, un morceau de cire laminée très mince (dont le dessin se trouve à côté de la figure) que vous ne chauffez pas beaucoup pour ne pas l'écraser ; vous l'appliquez après l'avoir découpé à l'avance sur la partie convexe en ayant soin de bien reproduire les sinuosités du palais (car elles servent, chez les orateurs surtout, à la netteté de l'élocution).

Pour les conserver intactes, au moment où dans la mise en caoutchouc vous presserez votre moule pour la dernière fois, vous mettrez à cet endroit dans la contre-partie, une feuille d'étain que vous appliquerez bien lisse et un peu grande dans la contre-partie.

Toutefois, s'il reste à la personne, les six dents du devant, il faut, si la pièce a une grande étendue, pour qu'elle ne se déchire pas, mettre derrière les canines un peu plus d'épaisseur, ainsi que dans le voisinage de l'or qui est dans la partie concave et qui doit dans ce cas être assez fort pour empêcher la pièce, dans les efforts de la mastication, de faire le moindre mouvement de ressort.

Donc chercher à faire cette pièce légère, mince, sans que pour cela elle plie, grâce au fil d'or de renfort indiqué plus haut. Ce renfort d'or que l'on met dans la pièce en caoutchouc du haut doit être plié avec des pinces demi-ronde et pour qu'il ajuste bien, il ne doit pas avoir de coude mais des courbures légèrement accentuées se rapprochant de la forme gracieuse d'un arc plus ou moins allongé.

Dans ces deux cas, quand la pièce sera vulcanisée, avec un morceau de bois mou chargé d'un peu de ponce à l'huile, vous aurez facilement poli cette place ; la brosse à la ponce du tour ne devant pas y arriver car elle aplatirait les sinuosités et occasionnerait des parties faibles ; les bords nécessairement seront limés comme à l'ordinaire.

Si tous ces temps de l'opération ont été faits soigneusement, et que la pièce n'est pas trop large, vous n'aurez plus ce défaut de prononciation dont on se plaint si souvent, et si avec le temps, peu à peu, il arrive que les crochets se relâchent, une pièce de ce genre sera si légère, que si elle a été exécutée sur un modèle exact, elle finira par tenir uniquement par sa plaque, ce qui n'arriverait jamais à un pont en caoutchouc.

Que de fois nous avons vu, bien des années après les avoir posées, des pièces qui restaient suffisamment fixées, alors que depuis longtemps tous les points d'appui avaient disparu.

Crochets.

Les crochets des grosses molaires sont relativement faciles à construire. On découpe dans la plaque d'or platiné et tout droit, une bande de trois à quatre

Fig. B.

millimètres de largeur (fig. B) car le mieux c'est de les faire pour le haut autant que possible à angles droits, pour qu'ils n'empêchent en aucune façon la plaque de bien monter dans le palais. Pour le bas, au contraire, il vaut mieux les faire s'il le faut, plus larges, les estamper pour que la monture ne puisse pas trop descendre dans la gencive.

Ceux que l'on fait aux prémolaires sont les plus efficaces pour la rétention d'une pièce, parce que ces dernières se rapprochent plus que les autres molaires du centre de gravité. Leur forme avec deux côtés bien perpendiculaires est très avantageuse en outre bien faits, ils ne se voient pas du tout.

La fig. 24 fait voir un crochet préparé pour la vulcanite, la perspective du dessin le montre derrière la dent, plus étroit qu'il n'était en réalité. Cette branche en avant, quand elle est unique, ne doit jamais se trouver du côté postérieur de la dent, car

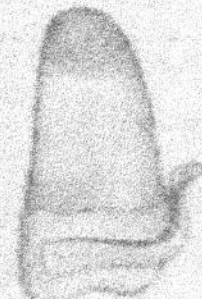

Fig. 24.

dans cette position si on voulait la serrer elle empêcherait au contraire la pièce d'adhérer. Elle doit avoir comme qualité essentielle une grande élasticité ; aussi quand on a fini d'aplatir au marteau le demi-jonc, on le plie, on appuie sur les deux extrémités ; s'il est trop épais il ne cédera pas ; il faut alors encore le recuire et continuer à l'aplatir au marteau en le faisant plus large, mais en ayant soin qu'il soit de la même largeur d'un bout à l'autre.

On peut pour cela de temps en temps, le marteler sur les bords ; si après l'avoir plié et chercher à rapprocher les deux extrémités, il fait bien ressort, vous pouvez le terminer.

Avec une pince demi-ronde d'un côté et plate de l'autre, en quelques coups de pince, un tel crochet est fabriqué. Si l'on attrape pas de suite sa courbure, on peut pour le rendre bien perpendiculaire, le mettre sur l'extrémité arrondie du tas en acier et à l'aide d'un marteau le façonner pour qu'il entoure bien lâchement la dent ; il suffit alors pour finir de l'ajuster de rapprocher légèrement les deux branches.

On perce à son extrémité qui doit tenir dans le caoutchouc, un trou qu'on rend bien ovale ; avec une échoppe carrée bien tranchante on fait des crans de sens opposé pour que le crochet tienne bien dans la vulcanite. Une fois fini, on ne devra pas chauffer ces crochets pour les mettre en position, mais, au contraire, enlever de la cire avec le petit couteau, jusqu'à ce qu'ils aillent à leur place sans la toucher ; après seulement on en mettra par-dessus pour bien les y assujettir.

La pièce étant mise sur le modèle, il faudra à différentes reprises la sortir, la remettre pendant que la cire est encore un peu molle ; pour qu'entre le crochet et la dent, il se fasse l'espace nécessaire à son introduction facile dans la bouche au moment de livrer la pièce.

Cette règle s'applique surtout quand il y a une dent à entourer de chaque côté de la bouche ; sans cette précaution, vous seriez obligé de limer l'or des crochets en la posant, et adieu l'élasticité s'il y a un point plus faible.

Vous pouvez du reste si les dents ne sont pas suffisamment saisies, bien plus facilement les serrer que les ouvrir.

Une pièce bien faite doit pouvoir s'introduire et s'ôter sans difficulté et parfaitement tenir une fois mise en place. Toutes ces observations s'appliquent aussi aux pièces en or.

Dans les pièces partielles inférieures où il reste à la personne une grosse molaire fortement inclinée en avant, d'un côté ou de l'autre, il faudra bien se garder si la pièce est en caoutchouc, de mettre de ce côté un crochet ; l'inclinaison de la dent, si vous l'entourez seulement de moitié, sera justement un excellent moyen de rétention ; il suffira d'un seul petit crochet du côté opposé pour qu'elle soit bien fixée ; en général si on a bien étudié la façon de l'entrer, le bas, pour peu que sa base soit flexible, ne demande guère de crochets.

Quant aux étriers qu'on met quelquefois à cheval sur la face broyante d'une prémolaire ou d'une grosse molaire il faut en user avec grande modération et les faire courts ; ils détériorent énormément les dents sur lesquelles ils reposent. Nous recommandons donc qu'ils n'empiètent que très peu sur elles.

Crochets pour les dents du devant.

Si nous admettons volontiers qu'on aperçoive sur les dents naturelles du devant l'or des aurifications, — quoique cela ne soit pas bien beau, — nous n'admettons pas par contre que les crochets servant à fixer quelques dents artificielles soit trop visibles, ce qui est d'un effet choquant. La personne, du reste, quand la pièce sera posée et que vous lui présenterez la glace, se chargera déjà de vous en faire l'observation ; il n'y a vraiment pas d'art, il faut le dire, à faire voir comment on s'y est pris pour accrocher les dents artificielles aux dents naturelles restantes ; quand la personne rit, rien ne doit ressembler à des crochets ; le regard ne doit en aucun cas être attiré vers eux, mais comment faire ?

C'est de construire un crochet assez résistant dont la force est dissimulée autant que possible ; s'il est trop faible, quand vous l'aurez un peu serré sur la dent naturelle et que vous remettrez la pièce en place dans la bouche, il s'ouvrira de nouveau complètement et au bout de deux ou trois fois que la personne aura ôté et remis sa pièce, il deviendra parfaitement inutile ; il est donc indispensable pour obtenir de l'élasticité qu'il ait une certaine force, ce dont vous pouvez vous assurer en appuyant fortement sur lui aux deux extrémités avant de le fixer dans la cire ; s'il cède trop on en fait un autre. Il ne doit pas y avoir de point plus faible à un endroit qu'à l'autre si ce n'est vers l'extrémité visible qui sert à la rétention de la pièce et qui va en perdant.

Nous avons cherché à faire ces crochets peu apparents si ce n'est de très près, voici comment :

Avant de contourner le crochet, de demi-jonc qu'il est, vous l'aplatissez au marteau en le posant sur le tas non pas à plat mais sur les bords; courbez un peu, ce qui vous permettra de finir de le façonner par l'extérieur à la lime, tout en laissant à l'extrémité visible un petit point plus fort; (nous verrons plus loin pourquoi?) de façon à ce que la partie qui doit embrasser la dent naturelle à l'extérieur soit peu visible. Ce crochet a donc toute sa force dans le sens horizontal et présentera par conséquent une ligne presque imperceptible tout en étant fort, mais un crochet se présentant ainsi, étant donné que son contact avec la dent serait presque nul, pourrait bien ne pas l'empoigner suffisamment; alors pour achever d'être habile vous aplatissez légèrement l'extrémité laissée à dessein un peu plus épaisse, en cherchant à former un point plus large simulant une aurification isolée de la pièce, comme l'indique la fig. 22 à gauche (grossie deux fois pour rendre la démonstration plus facile).

L'avantage qu'on retirera de bien finir le crochet au marteau, à la lime, à sa longueur voulue, puis de le polir avec un bois tendre chargé de ponce à l'huile pour ne plus avoir à le retoucher, sera que lorsque la pièce sortira du vulcanisateur, il aura une couleur mate qu'on s'empressera avant de nettoyer complètement la pièce de recouvrir d'un peu de laque dentaire, celle qui sert pour les inlays, qu'on n'enlèvera qu'au moment de la pose de la pièce.

Le crochet sera alors tel qu'il passera inaperçu. Sans toutes ces précautions il faudrait pour le rendre moins brillant le chauffer légèrement et l'enduire de teinture d'iode; il serait alors trop foncé et d'un aspect désagréable.

La fig. 22 montre grossie deux fois ce genre de crochet construit en or platiné.

Présenté horizontalement dans la position qu'il doit occuper dans la bouche; il est ainsi plus démonstratif parce qu'il fait voir comment la force a été distribuée; ce qui est en vue a été si bien limé en perdant sur le devant qu'il n'offre qu'une ligne

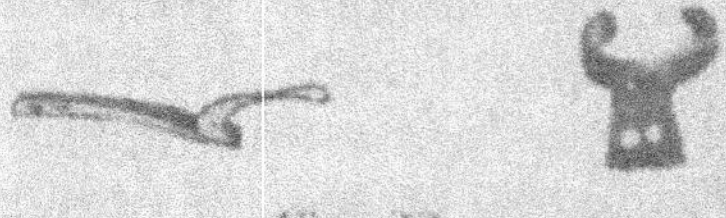

Fig. 22.

imperceptible tout en étant fort, la partie qui à la fin seulement a été aplatie, a l'air pour ainsi dire d'un point isolé de la pièce simulant si bien une aurification, que lorsque la pièce mise en place, on passe son petit doigt dessus on n'en sente à peine le commencement. Beaucoup de mécaniciens soudent à leur crochet pour la vulcanite une petite plaque percée de trous comme le représente la fig. 22 à droite, outre qu'en le repassant au feu il perd une partie de son élasticité, il a le grand inconvénient de nuire à la solidité de la monture en caoutchouc car là où il pénètre il divisera sa force et dans la suite on y verra se produire à cet endroit une fracture de la pièce, il ne faut donc qu'exceptionnellement y souder quelque chose ou alors loger le point d'attache là où il manque des dents.

Celui représenté fig. 22 à droite est donc défectueux et doit être rejeté de la pratique.

En général si un crochet doit revenir sur une des six dents du devant, sa longueur ne pourra guère dépasser deux millimètres, un millimètre montrera de profil la partie sortant de la dent artificielle, le dernier millimètre s'adaptant à la dent naturelle en devra paraître détachée.

Pour les canines qui par leur position ne sont pas

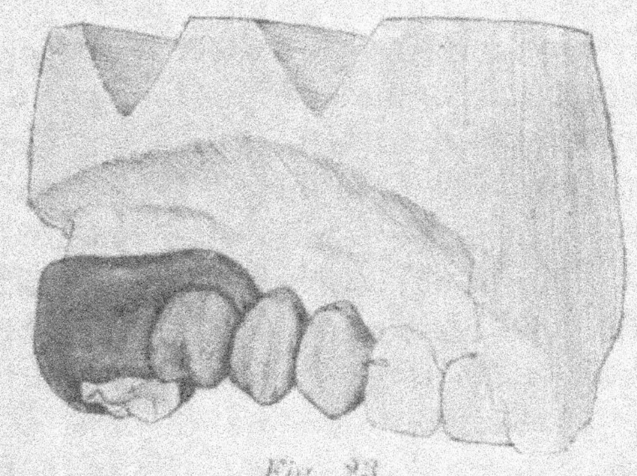

Fig. 23.

au premier plan et plus épaisses que les incisives, on peut sans qu'ils soient plus visibles les faire un peu plus forts et plus longs.

Ce même dessin fait voir aussi (au milieu) l'épaisseur de l'or plus accentué en dedans qu'en dehors.

La fig. 23 montre maintenant grandeur naturelle une pièce de trois dents en caoutchouc avec ce genre de crochets ; l'extrémité simule si bien une aurification et est si bien aplatie vers la fin au marteau, que comme nous l'avons dit plus haut, en promenant son doigt devant sur la dent, on n'en sent à peine le commencement, il fait bien ressort. Nous voulons dire, que si vous voulez légèrement le fermer, il cédera bien un peu quand on montera la pièce, mais pour revenir aussitôt dans la position désirée une fois celle-ci mise en place. Le petit cran ou la petite encoche qu'on a été obligé de faire à la prémolaire pour faire place au crochet (fig. 23) est un petit travail assez minutieux qui demande une certaine pratique. Pour bien le faire on se sert d'une petite roue de caoutchouc corindon qui ne doit pas avoir plus d'un centimètre de diamètre et de l'épaisseur exacte du crochet, montée sur le tour à fraiser ; on peut du reste par un cran fait sur une vieille dent la mettre à l'essai et voir si le crochet y entre exactement ; quand la dent est bien ajustée à sa place on l'enlève il vaut mieux ne pas mettre de rouge sur l'or, on fait une petite entaille, on remet la dent, on rectifie l'entaille de place s'il y a lieu ; quand on est sûr d'être bien à l'endroit correspondant au crochet, on fait résolument un cran profond en dirigeant la meule très exactement dans le sens que doit occuper le crochet, on remet la dent, si elle n'entre pas suffisamment, on la fait glisser contre le crochet, dont l'or produit des marques noires, qu'on entaille encore jusqu'à ce que la dent rentre très bien dans sa position, sans qu'il y ait le moindre vide inutile dans la porcelaine autour du crochet.

Nous devons dire pourtant qu'en laissant le crochet aplati d'un bout à l'autre il faudrait faire un cran trop profond; celui-ci en aucun cas ne doit être au niveau des crampons pour ne pas rendre la dent fragile (il se trouve du reste presque toujours au-dessus d'eux).

Puis essuyant bien le crochet, on met du rouge dans le cran pratiqué dans la dent; par un coup de lime habile on lime l'or à l'endroit rouge qui est trop saillant pour que la dent s'ajuste sur le crochet (comme le dessin 23) d'une façon absolument parfaite, dans la suite cependant nous avons été amené à faire un peu plus fort que le représente le dessin ce genre de crochet, ayant eu à l'appliquer à des personnes dont les brusques mouvements en maniant leur pièce avaient au bout de peu d'années fini par le briser.

On sait combien les pièces de ce genre sont difficiles à fixer et ce seul crochet sur lequel nous nous sommes si longuement étendus ne suffirait pas à lui seul pour s'opposer au déplacement de la pièce dans les mouvements de traction exercée du dedans au dehors par les dents du bas dans les efforts latéraux de la mastication (toutes les dents restaient en bas).

Cette pièce de trois dents est ici représentée en cire après l'essai en bouche (puisqu'elle a été vulcanisée sur le modèle). Etant donné qu'il est démontré que pour ce genre de pièce il faut deux points d'appui, nous avons mis derrière cette deuxième molaire, outre l'entourage en caoutchouc, un ressort en or la dépassant légèrement pour qu'il tienne dans le plâtre lors de la mise en moufle, et dont l'extrémité était fixée dans le caoutchouc de la grosse molaire artificielle.

Nous avons fait les cuspidés en caoutchouc puisqu'ils étaient en creux et point visibles.

Cette pièce était très légère et rétablit parfaitement la mastication. La personne que nous avons revue, nous dit que dans son entourage personne n'avait remarqué ce crochet de la canine et qui était certainement la partie la plus délicate à établir; s'il avait été placé plus haut, il rentrait déjà dans le vide triangulaire, et eût été moins dissimulé, et aurait donné davantage asile aux micro-organismes il faut ajouter ici qu'une canine couvre mieux ce genre de crochets qu'une façade de prémolaire.

Etant donné que ni la dent canine ni la grosse molaire n'étaient pathologiques, que cette dame avait au contraire toutes les autres dents superbes, quel est celui de nos confrères qui aurait consenti à lui faire subir la souffrance d'une résection partielle à la meule ou d'un forage quelconque de ces deux dents magnifiques pour établir un Bridge-work beaucoup plus visible dont décidément on tend à abuser?

Cette pièce ainsi établie, légère, laissant le palais presque entièrement libre, que sur notre conseil elle enlevait la nuit pour mieux conserver intactes les dents voisines (conseil que nous donnons à tous ceux qui portent des pièces partielles) posée sans aucune souffrance remplit parfaitement le but, donna entière satisfaction à la personne; ce point d'interrogation posé nous répondrons que s'ils y consentent ils ont encore pour se faire excuser à donner la preuve des avantages de leur système sur celui que nous venons d'indiquer.

Pièce à succion et de contact.

Quand il ne reste plus de dents du tout à la personne, on peut fixer une pièce complète du haut, soit par une cavité du vide, soit par un simple contact. Si vous avez affaire à un palais même profond, mais dont la muqueuse est mince, uniformément dure, une succion est toute indiquée, l'hyperplasie dans ce cas étant peu à craindre; avant de vous prononcer, appuyez, en le promenant sur la surface du palais, l'index, et si le palais à son rebord et sa voûte uniformément mous, il est inutile d'y mettre une cavité du vide, qui, d'abord à cause de la mollesse des tissus, serait bientôt remplie et occasionnerait surtout les premiers temps une irritation, qui, limitée d'abord à une partie seulement du bord vif de la succion, gagnerait bientôt tout le centre du palais.

Donc dans ce cas il est non seulement indiqué de ne pas en mettre, mais aussi de ne pas faire une plaque bien large; au contraire si elle ne va pas loin au milieu du palais elle pourra tout aussi bien tenir et sera bien plus agréable à porter.

Si le rebord est très mou sur le devant et l'intérieur du palais dur, également ne pas mettre de succion. Si enfin, et dans ce cas seulement, vous avez affaire à un palais très dur, très résorbé, très plat, où beaucoup de dents restent à la mâchoire inférieure, vous pouvez y mettre une succion à valve fixée par une vis qu'on trouve dans tous les dépôts, qui sera changée tous les mois et même toutes les semaines, car, comme tous les caoutchoucs mous, elles se gonflent, s'élargissent parfois très vite et occasionnent souvent dans la région sous-jacente des blessures profondes, quelquefois même des perforations, qui rendraient le port de l'appareil impossible, si on ne pouvait pendant un certain temps les enlever et boucher provisoirement le petit trou de la vis avec un peu de résine.

Avec ce système la pièce reste suspendue rien qu'à la rondelle de caoutchouc, ne prend contact avec le palais qu'au moment du rapprochement des machoires; le résultat sera donc mauvais, et ce n'est qu'en désespoir de cause que nous conseillons d'y avoir recours.

Nous devons ajouter que les cas qui nécessitent une pareille succion sont très rares et se présentent dans la pratique dans une proportion de quatre pour cent environ.

Il importe aussi quand la personne porte déjà une plaque qui s'est imprimée dans le palais, de lui conseiller de l'enlever vingt-quatre heures au moins avant de prendre l'empreinte pour qu'on puisse le reproduire dans sa forme naturelle n'ayant subi aucune pression.

Maintenant doit-on faire des pièces à succion en or? — Nous n'hésitons pas à répondre : plutôt en caoutchouc, car jamais l'adhérence d'une plaque estampée même très mince en or ne pourra rivaliser avec une pièce de vulcanite, et nous citons de suite un exemple à l'appui.

Nous fîmes à une dame deux pièces complètes supérieures en vulcanite, une de ces pièces était recouverte à la face palatine d'une mince feuille d'or préparée à cet effet qu'on appliqua sur le modèle en plâtre dans la mise en caoutchouc à peine plus épaisse que l'or à aurifier; l'autre n'en avait pas; les deux empreintes étaient absolument aussi bonnes l'une que l'autre; qu'arriva-t-il? — C'est qu'en voyant le bel aspect de la première, la personne parut très contente; mais nous constations sans rien lui dire, pour ne pas la contrarier, qu'elle tenait moins bien que nous nous y attendions; sans doute à cause de sa surface devenue lisse par l'or, tandis que l'autre adhérait fortement; pensant que cela se ferait peut-être, nous congédiions la personne.

Quelques mois après nous la revîmes et quoique la pièce recouverte d'or à l'intérieur lui plût énormément à cause de son aspect de propreté, elle avait cependant préféré l'autre qu'elle trouvait mieux fixée.

En général chaque fois que nous avons appliqué une pièce en or tenant par le contact ou à succion, nous n'avons pas été très satisfait de la manière dont elle tenait au palais quoique bien des personnes aient fini par s'y faire au point de ne plus désirer de plaques en caoutchouc; il n'en est pas moins hors de doute qu'une surface de vulcanite à laquelle on aura laissé après la cuisson tous les détails du palais, même ceux de la ténuité d'un cheveu, l'emportera sur une surface de métal estampée forcément plus lisse, quel qu'elle soit.

Nous croyons cependant qu'on pourrait obtenir de bons résultats avec l'aluminium coulé, si on parvenait à rendre ce métal plus dur.

Dans les pièces qui demandent beaucoup de hauteur, il ne faut employer que peu de caoutchouc rose et mettre les parties volumineuses en noir car c'est un bien grand avantage pour la personne quand la pièce est légère.

Pour les pièces complètes du bas, c'est tout le contraire; on doit chercher le poids; si le rebord gingival du devant est visible quand la personne parle (ce qu'il est facile d'observer pendant qu'on lui cause, alors qu'elle n'a rien en bouche) il faut mettre devant six dents à gencives émaillées en deux blocs bien joints, et la faire en métal coulé, qui se trouve dans les dépôts et qui aura l'avantage de donner à la pièce, malgré son peu de volume, un poids net d'au moins quarante grammes; c'est-à-dire plus du double d'une pièce ordinaire en vulcanite, qui serait trop légère.

Si la pièce inférieure nécessite beaucoup de hauteur et par conséquent de volume, étant faite en métal coulé, elle deviendrait par trop lourde, le mieux est alors de la faire en caoutchouc métallique renforcé dans le centre d'un fort fil de platine ou d'or, mais qu'on devra autant que possible loger dans le centre de l'épaisseur; ne pas perdre de vue qu'une pièce poreuse a non seulement l'inconvénient d'être creuse et de sentir mauvais, mais d'être après la cuisson complètement déformée par le gonflement du caoutchouc.

Nous en avons vu dont la face qui s'applique sur la gencive, de creuse qu'elle était, devint bombée, et que certain dentiste avait tout de même livrée, elle fit horriblement souffrir le patient.

Pour combattre cet inconvénient désastreux, il faut mettre là où est le volume, soit des lames de caoutchouc vulcanisé pour le haut, et pour le bas du caoutchouc lourd métallique de Ash et fils, renforcé par un fil d'or ou de platine légèrement aplati aux extrémités, puis aussi bien que possible finir la cire et mettre en moufle, de manière à ce que la partie qui contient les dents reste dans la partie supérieure.

Vous vous garderez bien, après l'enlèvement de la cire, du moufle de ne rien toucher au plâtre de ce qui pourrait augmenter la partie déjà épaisse du caoutchouc et pour achever d'être prudent, vous ne ferez monter le vulcanisateur que très lentement.

Quoique la place des lignes précédentes se soit bien trouvée dans le chapitre de la mise en caoutchouc, nous avons cru bon d'en parler ici à cause de l'influence capitale qu'elle a pour la réussite des plaques volumineuses qui doivent adhérer par le contact.

Nous avons déjà parlé dans la première partie des cas ou la gencive de la mâchoire inférieure s'est considérablement atrophiée et de la difficulté de faire tenir une pièce de ce genre ; outre le conseil que nous donnons sur l'étendue qu'elle doit avoir, il ne faut cependant pas négliger son poids qui ne

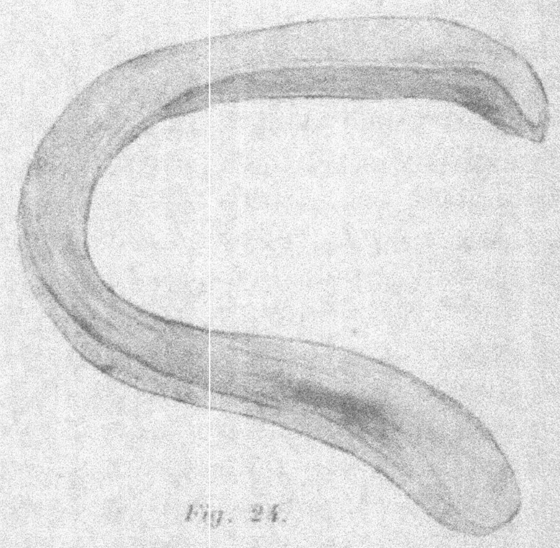

Fig. 24.

devrait pas être moindre de 36 grammes mais ne guère dépasser 40.

La fig. 24 qui ne représente pas la pièce aussi fidèlement que nous l'aurions désiré, doit être vue par la droite, fait voir, grandeur naturelle, le contour de la base de la pièce que la personne porte et faite sur l'empreinte fig. 5. Vers le milieu elle est étroite et plane et si elle n'était pas d'une certaine étendue comme celle que nous montrons, sans aucun doute elle ne se maintiendrait pas à sa place.

Grâce à toutes ces précautions, nous sommes jusqu'à présent toujours arrivé à obtenir la satisfaction des personnes dont la plupart avaient déjà essayé ailleurs et qui n'arrivaient à se servir de leur pièce du bas qu'avec les plus grandes difficultés, quand elles ne les laissaient pas dans leur tiroir.

Ressorts.

C'est un moyen de rétention, aujourd'hui beaucoup moins employé qu'autrefois, mais qui sera, dans certains cas, d'une grande ressource pour le dentiste. Bien des gens ne peuvent les supporter, vu la conformation de leur maxillaire et de l'épaisseur de leurs joues; d'autres, au contraire, s'en trouvent si bien qu'ils n'ont confiance dans aucun autre système; du reste, il faut dire que très peu de mécaniciens savent les poser bien à leur place, de manière que, lorsque la personne ouvre la bouche, ils ne s'éloignent que peu des dents sans frottement et ne fassent qu'effleurer les joues, puis, quand elle ferme, qu'ils viennent bien s'appliquer contre les pièces, si bien que la personne ne doit avoir que très peu le sentiment de leur présence dans la bouche, et c'est vraiment tout un art de les poser ainsi. Leur place doit occuper le milieu de la distance qui part à gauche et à droite de la ligne médiane de la pièce à son

extrémité ; les porte-ressorts de droite et de gauche
devront se trouver à la même hauteur, et, l'articulateur une fois fermé, on mettra la pointe de la branche
d'un compas au centre du bouton inférieur ; l'on ouvrira l'autre jusqu'à ce qu'elle atteigne le centre du
bouton au-dessus de lui.

Cette distance sera conservée pour voir si, du côté
opposé, elle est la même ; les porte-ressorts du bas
pourront être placés un peu plus en avant que ceux

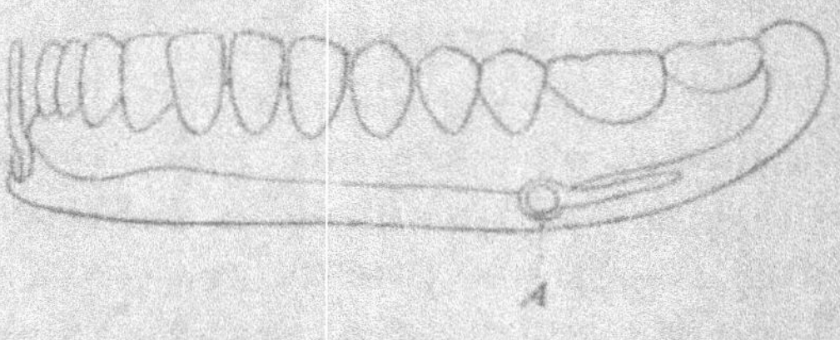

Fig. 25.

du haut, mais la grande difficulté, c'est l'inclinaison
qu'il faut donner au bouton auquel est assujetti,
outre le cliquet, un carré d'or le maintenant contre
lui, car le porte-ressort doit jouer aisément, mais
sans ballotter, sans cela le ressort viendrait frotter
contre les joues ; le bouton ne doit guère dépasser le
niveau des dents et absolument pas faire saillie ; on
rentre, pour la pièce inférieure, le bouton un peu par
le bas, là où commence la ligne pointillée A (fig. 25),
et un peu plus par le haut pour la pièce supérieure,
de cette façon, les ressorts s'éloigneront légèrement
des dents quand la personne ouvrira la bouche.

Comme ils doivent jouer très facilement, on peut, une fois la cire refroidie, essayer leur mouvement et le corriger s'il y a lieu, en mettant de chaque côté un ressort en argent dont l'orifice, pour son introduction facile, aura été quelque peu élargi. S'ils sont bien placés, on n'aura que rarement d'inflammation aux joues. Il ne faut pas avoir recours aux petits tubes de caoutchouc qu'on conseille d'y mettre, qui ne font qu'augmenter leur volume; il est préférable, dans ce cas, de donner à l'extrémité des porte-ressorts une inclinaison plus rentrée et, à la rigueur, quelque peu meuler les molaires.

La figure représente la façon de poser les porte-ressorts. Celui que nous avons laissé à dessein en l'air montre très bien l'inclinaison qu'il convient de donner au bouton pour que le ressort ne vienne pas toucher les dents quand la personne ouvre la bouche; l'autre, que nous avons laissé baissé, fait voir qu'il l'obligera, la bouche une fois fermée, à tout à fait effleurer la pièce, car c'est surtout à ce moment qu'il a une tendance à rentrer dans la joue et à la blesser; tout ce que fait voir le dessin est aussi applicable à la pièce supérieure.

Pièce inférieure en métal coulé.

L'immense avantage de ce genre de pièce est d'abord qu'elle peut, grâce à son poids, tout en ayant peu de volume, tenir sans le secours d'aucun crochet, ce qui est très important pour la conservation des dents restantes; de plus son contact, contrairement à ce qui arrive avec les autres montures, ne leur nuit en aucune façon; c'est surtout quand il s'agit de remplacer toutes les dents de devant qu'il est tout indiqué; dans le cas contraire, à cause de sa longueur il est sujet, s'il n'est pas d'une certaine épaisseur à se plier.

Pour éviter cela on peut pendant que la pièce est encore en cire, avant la mise en plâtre, mettre dans la cire un fort fil de maillechort qui devra la dépasser d'un demi-centimètre à droite et à gauche, et qu'on enfoncera de plâtre dans la mise en moufle; de cette façon quoi qu'il arrive il ne pourra se déplacer; il est bon avant tout d'enduire d'eau à souder le maillechort de renfort et les crampons des dents et avec un fer à souder, les étamer pour être sûr qu'à la coulée tout tienne bien.

Les détails du modèle s'y trouvent reproduits tout aussi bien qu'avec la vulcanite, à la condition toutefois de bien observer, qu'après l'enlèvement de la cire et après avoir creusé de chaque côté des évents pour donner à l'ouverture de la coulée un grand orifice, on laisse séparément les deux parties chauffer sur une petite flamme de Bunsen, jusqu'à ce que la moindre humidité du plâtre soit évaporée, ce qui demande environ trois quarts d'heure. Quand les bords sont devenus noirs, on enlève les deux parties, on les visse ensemble jusqu'à ce qu'elles joignent bien, sans cela le métal pourrait dans la coulée s'échapper.

Mais comme pendant ce temps il se pourrait qu'elles se soient un peu refroidies, on les met un peu, une minute ou deux, sur une flamme bleue ; pendant ce temps on met du métal en quantité suffisante dans une petite cuillère en tôle ; dès qu'il sera fondu il doit être versé dans le moufle qu'on aura déjà ôté de la petite flamme, en ayant soin de diriger la coulée contre le métal du moufle, si dans le refroidissement il baisse ; on en coulera alors encore un peu.

S'il arrivait dans cette dernière opération un accident quelconque, on pourrait sans l'ouvrir remettre le moufle sur le feu, et au bout de quelques minutes, quand le métal serait de nouveau fondu, vider le tout en le penchant du côté des évents, puis recommencer la coulée. Si l'on est pressé, on peut au bout d'un quart d'heure le plonger dans un récipient d'eau tiède et l'en retirer.

Nous ne saurions assez recommander pour ce travail des pièces inférieures en métal coulé et, pour éviter d'y mettre du caoutchouc rose qui ne tient pas toujours très bien, son adhérence étant nulle sur ce genre de métal, d'employer sur le devant six dents à gencive en deux morceaux ; elles tiendront comme les autres dents ; puis il est bien plus facile, par un mince filet de plâtre qu'on y fait pénétrer, d'empêcher la substance de passer entre les joints que dans le travail en caoutchouc. Comme c'est précisément l'endroit que la personne découvre le plus en parlant, l'effet en sera infiniment plus joli

et plus naturel qu'avec les dents simples et une gencive en caoutchouc.

La pièce dégrossie il est indispensable de faire
sur elle un modèle en plâtre, que l'on conserve en
cas d'accident. Le moufle et le métal se trouvent
dans tous les dépôts.

Nous avons revu pas mal de ces pièces et toutes
elles avaient conservé leur couleur blanche, dont
l'aspect était plus propre que celles en vulcanite;
mais elles demandent cependant aussi un certain
entretien, parce que les dépôts salivaires y adhèrent
aussi fortement que sur les pièces en caoutchouc.

La réparation de ces pièces, en cas où une ou
deux dents viendraient à se briser, est facile et ne
demande que très peu de temps; après avoir trouvé
et ajusté la dent, on la chauffe très légèrement avec
précaution, on étame avec du métal les crampons à
l'aide d'un fer et de l'eau à souder, puis on la maintient avec un chiffon à sa place, ou avec un peu de
plâtre coulé à l'extérieur sur elle et les deux voisines;
en la fixant à la plaque il faut que le fer à souder
soit manié avec infiniment de précautions, car mis
un peu trop longtemps en contact avec le métal, il
en fondrait très vite une grande partie.

Si la pièce vient à se briser, comme on a conservé
le modèle coulé sur elle, on fera de chaque côté de
la fracture deux sillons profonds pour y loger deux
fils de maillechort ou d'or, auxquels on aura fait de
fortes encoches on les étamera avec le même métal,
et on les mettra bien à leur place pour qu'ils ne pa-

raissent pas ; avec le fer et l'eau à souder on fera couler dessus du métal ; une telle réparation habilement exécutée, sera très solide.

Dents à pivots.

C'est, quand il reste une bonne racine, le système qu'on doit préférer ; il évite le port d'une plaque et ne gêne en aucune façon la personne.

La première chose à faire quand une dent vient à se briser, c'est de nettoyer avec une rigoureuse propreté le canal, de le désinfecter avec soin, jusqu'à ce qu'on puisse, sans crainte d'une fluxion, boucher l'apex ; l'on prend avec un excavateur rond, droit et effilé, que l'on enfonce autant que l'on peut, la direction du canal. Pour les petites incisives surtout cette précaution est indispensable ; quand on s'est bien assuré de la direction du canal, on l'élargit avec des forets de différente grosseur et cela résolument jusqu'à ce qu'on atteigne le calibre voulu, qui doit correspondre à un fil de platine assez fort pour ne pas se plier dans les efforts de la mastication ; on tire alors un fil de ce dernier métal qui devra rentrer exactement sans balloter dans le trou percé par le dernier foret dans le manche en os d'une brosse quelconque ; pour l'y faire entrer on peut à son extrémité le limer légèrement.

Nous insistons là-dessus qu'il y a un immense avantage, même si c'est pour un travail à pont, d'ajuster avant tout jusqu'en haut dans la racine le pivot même qui doit servir, car une fois pourvu de sa plaquette et de sa dent, vous ne pouvez plus si bien vous rendre compte de ce qui peut l'empêcher de monter à sa place.

Toute autre méthode qui consiste à prendre une empreinte avec un porte-empreinte spécial muni d'une longue tige qu'on vend dans les dépôts doit être abandonnée.

Quand on s'est assuré que le pivot monte bien jusqu'en haut, on trace à l'endroit resté libre tout autour, à l'aide d'un petit instrument pointu, un sillon circulaire; on enlèvera ensuite le pivot et on soudera sur lui, à l'or, une petite plaquette ovale en platine très mince, exactement à la marque; si la racine ne paraît pas suffisamment résistante on peut l'entourer après préparation d'une bague, mais la dent aura alors vers la gencive un aspect moins propre, plus postiche vers la racine.

On remettra donc le tout dans la bouche; avec un brunissoir on fera bien adapter la plaquette à la racine et avec des ciseaux courbes on la découpera, de manière à ce que la racine intérieurement soit bien couverte sans toucher la gencive qui pourrait s'enfler, tandis qu'à l'extérieur elle devra être beaucoup plus courte (un millimètre environ) pour qu'elle ne gêne en rien l'ajustement de la dent à la gencive; vous avez alors un pivot et une plaque s'adaptant si bien que vous n'aurez plus à le retoucher.

On laisse le tout en place et, à l'aide d'une spatule, on moule avec du plâtre le vide de la dent à

remplacer, en l'étendant à la moitié des deux voisines. Après durcissement on ôte le tout en tirant
sur le fil de platine, qui à dessein dépassera de beaucoup l'empreinte, mais si l'empreinte n'est pas de
dépouille on coupe la partie du pivot restée libre, ne
le laissant dépasser la plaquette que d'environ un ou
deux millimètres; de toute façon il faut que cette
petite monture tienne bien d'elle-même par son bon
ajustement pour que dans le moulage elle ne puisse
se déplacer. Vous gâcher du plâtre ensuite avec une
longue spatule vous commencez par mouler soigneusement la surface de la petite plaquette, dont le
pivot déjà soudé dépasse légèrement. Dès que le
plâtre commence à se figer, vous en prenez une
quantité suffisante pour mouler le vide de la dent
absente ainsi que la moitié des deux dents voisines
comme nous l'avons dit plus haut.

Quand le plâtre sera dur, pour enlever cette petite
empreinte, il sera préférable d'éviter d'appuyer
devant, mais de la prendre sur les côtés avec précaution, en cherchant à lui faire faire un peu bascule.
Le plâtre enlevé, vous retirez ensuite la petite monture de platine, et après l'avoir bien nettoyée et
séchée, vous retrouverez facilement sa place dans
l'empreinte en plâtre.

On n'oubliera pas ensuite de prendre un petit
articulé avec de la cire, car il faut avoir soin que la
dent une fois finie ne gêne en rien l'antagoniste, si
l'on ne veut pas la voir se briser dans un bref délai.

Quel que soit le système de dents à pivots que

vous adoptiez, ce sera toujours la meilleure manière de prendre une empreinte précise.

Après avoir coulé le modèle et l'avoir dégagé, on le taille au-dessous, jusqu'à ce qu'on voie paraître l'extrémité du pivot: on peut alors le pousser hors du modèle avec la petite plaquette. On coule l'articulation, on taille la dent, on la plaque, et si la plaquette recouvrant la racine gêne son ajustement parfait à la gencive, on la coupe; et après avoir réuni le tout avec un mélange de résine, on met en plâtre et on soude.

Cette manière de faire est certainement la plus simple et la plus pratique, car la dent une fois soudée et polie, vous n'aurez absolument aucun doute sur sa parfaite adaptation.

Après s'être assuré que l'antagoniste ne vient pas heurter sur elle, il ne reste plus après cela que de bien sécher le canal, le lubrifier avec une solution antiseptique, faire passer dans le fond quelques fibres de ouate contenant du iodoforme très légèrement imbibé de ce dernier liquide.

Après avoir fait quelques légères encoches au pivot à l'aide d'une échoppe carrée bien tranchante, vous le garnissez d'étain en feuilles ou de quelques fibres de coton imbibé de mastic de Naples que vous enroulez aussi fortement que possible tout autour, et vous tentez de le faire glisser à sa place. Si vous sentez qu'il y a trop d'étain ou de coton, vous en enlevez. Avec un petit manche de bois, muni d'une échancrure dans laquelle entrera

la dent, vous pouvez achever de la mettre tout à fait
à sa place.

Certains dentistes les fixent avec du ciment, mais,
si dans la suite la dent se brise, il n'est plus guère
possible d'en enlever le pivot.

Qu'il s'agisse de deux, trois, quatre ou cinq dents
à pivot avec ou sans coiffe radiculaire, le procédé
sera le même. Après avoir ajusté coiffe par coiffe et
les avoir soudées à leur pivot, on coupera le fil pour
qu'il les dépasse d'environ deux millimètres, et lorsqu'on s'est assuré que tout ajuste bien, on prendra
une empreinte au plâtre; on retire ensuite une à
une ces pièces restées dans la bouche, et pour ne
pas se tromper, on les piquera l'une après l'autre
et par ordre dans un bloc de cire ramollie.

Quand les pivots avec leurs petites montures ou
coiffes auront été nettoyés, vous trouverez très facilement leur place à chacun, grâce surtout au bout de
fil de platine qui servira de point de repère; on les
fixe ensuite avec un peu de cire collante dont on
garnit aussi les coiffes pour pouvoir mieux les enlever et on coule un modèle en évitant toutefois de
frapper. Une fois ce dernier dégagé, on le coupera
sur le devant et par dessous, jusqu'à ce que les extrémités des pivots paraissent; on pourra alors facilement les pousser dehors, après les avoir légèrement
chauffés et en appuyant par le bas.

L'articulation une fois coulée, on ajustera les dents
maintenues par une base de cire comme s'il s'agissait
d'une pièce ordinaire. Pour voir si elles vont bien

dans la bouche, vous les essayerez, sans leurs montures bien entendu. — La pièce remise sur le moule, vous coulerez à l'extérieur un revêtement de plâtre appliquant bien sur lui et les dents; vous pourrez, une fois durci, l'enlever du modèle grâce à la sandaraque et à l'huile que vous y aurez préalablement mises. C'est alors seulement que vous remettrez un à un sur le modèle les pivots et que vous diminuerez du métal ou de la porcelaine (en vous servant de vermillon) tout ce qui pourrait empêcher les dents de bien rentrer à leur place; mais le pivot pour être solide à l'endroit où l'on doit souder la dent doit toujours dépasser la plaquette ou la coiffe et avoir un biais d'un demi-millimètre.

Vous mettez ensuite en plâtre et amiante et vous soudez. Une fois finies, toutes rentreront directement à leur place dans la bouche sans aucune retouche; il ne s'agit plus après cela que de les fixer avec les précautions ordinaires.

On a préconisé bien des systèmes, mais c'est certainement celui que nous venons d'indiquer qui est et restera longtemps peut-être classique et le moins visible.

Que vous fassiez une pièce à pont le procédé sera le même avec un peu de variante sauf la complication dans la direction des pivots dont on a à tenir compte, quand toutes ces montures doivent être soudées ensemble.

Les dents de Logane que nous avons expérimentées sont généralement trop épaisses pour bien s'articuler avec leur antagoniste, et l'on doit en général rejeter impitoyablement toutes les dents dont le pivot n'est pas dur et fortement résistant ; cependant pour les grandes incisives et les canines, quand la racine au centre est déjà fortement entamée par la carie et qu'il n'y a pas de difficulté d'articulation, on peut les employer, mais dans les autres cas leur durée à cause du pivot mou, est fortement sujette à caution.

Pièces à pont.

Quoiqu'il soit possible, avec le système ordinaire, de faire quelquefois des pièces très étroites tenant très bien, c'est cependant un genre de travail que l'on devra pouvoir appliquer, car il est des cas où c'est certainement le moyen le plus commode pour remplacer quelques dents absentes et rétablir la mastication sans embarrasser le palais d'une plaque ; une pièce à pont doit toujours être démontable pour être durable ; elle demande beaucoup de jugement et d'habileté ; les cas où elle peut raisonnablement être appliquée sont assez rares.

Le docteur Georges Evans, d'Amérique, a fait sur ce genre de travail un livre remarquable, que tout praticien devrait posséder et consulter au besoin.

Nous sommes singulièrement étonné qu'il n'ait pas encore été traduit en français ; plus heureux sous ce rapport a été l'ouvrage de Wilhelm Herbst, qui traite principalement de travaux à pont en étain.

Depuis que nous avons écrit ces lignes le Docteur Roussel, a fait lui aussi œuvre fort intéressante.

Couronnes.

L'application n'a pas encore assez subi l'épreuve du temps pour qu'on puisse se prononcer bien sérieusement sur leur valeur. Nous en avons nous-même assez souvent appliqué sur les dents fortement cariées de tous côtés, mais tenant encore solidement; ces dents constituaient alors un appui très résistant pour la rétention de la pièce.

Pour pouvoir supporter des crochets, il faut que ces couronnes soient faites avec de l'or assez mince à dix-huit carats, la forme doit en être, autant que possible, à angle droit, pour que le crochet puisse bien l'embrasser sans risquer de glisser; la meilleure manière et la plus simple de faire une bonne couronne, c'est, après avoir bien soigné et fermé les canaux, de prendre avec le dentimètre de Herbst le diamètre très exact de la dent, qu'on devra tailler à angle droit, ou de la racine à entourer; comme ces anneaux sont très minces et flexibles, il sera facile d'en trouver un qui glissera très exactement sous la gencive. Après avoir découpé une bande d'or mince à dix-huit carats, on la mesure sur l'échelle du dentimètre et on la coupera exactement de la longueur du numéro correspondant à la bague d'essai; on soude et on l'essaye dans la bouche, la partie soudée sera toujours laissée à l'intérieur; avec une glace on s'assurera de quel côté il faut presser sur elle pour qu'elle entoure la dent aussi également que possible, on coupe les endroits qui s'enfoncent trop dans la gencive.

L'essentiel pour qu'une couronne réussisse c'est qu'elle passe aussi exactement que possible vers le collet entre la gencive et le commencement de la racine, et pour cela il faut non seulement que les côtés en soient bien perpendiculaires, mais aussi qu'une fois l'anneau mis en place, on insinue tout autour, entre ce dernier et la dent, un instrument en forme de lame, qui aura pour effet de rendre l'anneau plus large vers la face broyante, de façon qu'en le montant il n'entraîne pas la gencive. On prie alors la personne de fermer la bouche, on diminue avec les ciseaux tout ce qui peut gêner la parfaite fermeture de la bouche; on l'égalise ensuite en le pressant contre une lime qui, elle-même, est posée à plat; on le remet en place, on comble avec de la cire la partie profonde de la cavité pour que, après avoir appliqué dessus un peu de stents ramolli sur une petite flamme et fait fermer la bouche, on puisse, après refroidissement, l'ôter de l'anneau sans difficulté; pour retrouver sa place on fera sur ce dernier et le stents, à l'extérieur, un trait correspondant.

Après avoir introduit l'anneau dans le stents, on l'y fixe et on le garnit tout autour, à l'intérieur, d'un peu de cire pour qu'on puisse, le modèle une fois fait, l'enlever sans difficulté; l'articulation une fois coulée, on met, s'il y a manque de hauteur, un peu de cire et l'on ferme l'articulé, mais il faut toujours qu'il puisse se fermer un peu plus qu'il ne convient, car dans la bouche la couronne sera presque toujours trop haute ; on dégage ensuite soigneusement le contour de la bague et l'on coule du plâtre sur la face broyante ; après le durcissement on l'enlève, on le découpe presque jusqu'à la ligne marquée du commencement de la bague ; on façonne au couteau cette forme de plâtre, que l'on entoure d'un peu de vieux papier lié par un fil de fer mince, l'on coule dedans le newton-métal après refroidissement, on le talque et on le saupoudre d'un peu de lycopode, on l'entoure ensuite d'un peu de papier, et l'on coule la contre-partie ; il est quelquefois bon de faire deux modèles, à cause de l'écrasement du métal ; on procède à l'estampage, on découpe ce qui dépasse, on lime bien à plat jusqu'à ce que l'articulé se ferme bien, on soude et on polit. La plupart des dentistes préfèrent maintenant faire cette partie en or coulé sous pression de vapeur, ce qui rend la surface broyante plus résistante. Pour la poser, il est bon d'y mettre au fond à l'intérieur du vermillon pour voir s'il n'y a pas d'obstacles s'opposant à sa descente ; on meule ces derniers qui sont marqués en rouge.

Quand on s'est assuré que tout va bien, l'on prend l'instrument Reynold de White, le seul vraiment indispensable, et on la sertit tout autour surtout aux endroits qui correspondent aux parties

rentrantes ; on l'essaye de nouveau, car il faut qu'elle
tienne très fortement d'elle-même avant de la fixer
au ciment ; nous considérons l'emploi de cette pince
à sertir, due au docteur Reynold, comme tellement
importante que nous avons la conviction que toute
couronne qui n'aura pas, à la fin, passé par son bec
aura moins de chance de durer. On nettoie ensuite,
l'on sèche bien, en n'oubliant pas d'y faire à l'intérieur, à l'aide d'un instrument pointu, quelques
traits ; il ne reste plus qu'à bien sécher la dent et
fixer au ciment ; une fois ce dernier à peu près dur,
il est excellent de l'activer avec une poire à air
chaud, ensuite on coiffe le tout d'un carré de cire
laminée, recouverte elle-même d'un peu de cire
collante ; la personne peut alors à peu près fermer
la bouche et une heure après ôter la cire, mais ce
n'est que le lendemain qu'on pourra prendre l'empreinte de la pièce prothétique.

Nous admettons ces couronnes appliquées sur des
racines saines et solides, dont on peut façonner les
bords à son gré, ou bien sur des dents dont l'émail
est atteint de tous côtés. Mais il s'est fait, dans ces
derniers temps, un très grand abus de ces couronnes ; nous en avons vu d'imparfaitement ajustées
de prime abord, qui, le ciment, une fois disparu,
dégageaient une odeur fétide. Les dents, en général
n'ont rien moins comme forme que des bords perpendiculaires, la plupart du temps indispensable
pour obtenir un bon résultat ; ce qui vous oblige
à meuler considérablement.

Avant de fixer la couronne au ciment, il faut s'assurer si ses bords sous la gencive s'adaptent tellement bien à la racine qu'en y passant l'ongle on puisse à peine sentir le commencement du métal, car le ciment ne comble que momentanément l'imperfection ; peu à peu il disparaît des endroits mal ajustés, qui en donnant asile aux micro-organismes deviennent des foyers d'infection dont le patient a parfaitement conscience par le mauvais goût qu'elle lui donne quand il fait avec la langue un peu succion sur elle.

CHAPITRE VI

Choix de la plaque base et des moyens de rétention.

Quand il reste à la personne les dents du devant, il est presque toujours indiqué de faire une plaque d'or, surtout si le palais en avant, immédiatement en arrière de ces dents, est de forme très bombée ; mais il faut pour cela, sur les côtés, de très bons points d'appui, nous voulons dire de bonnes dents sur lesquelles on pourra s'appuyer ; sinon, une plaque en caoutchouc construite pour ne pas gêner la prononciation, comme nous l'avons indiqué, fera mieux l'affaire, parce qu'à cause de sa légèreté, de sa plus grande adhérence au palais, elle demandera peu de crochets. Une plaque, quand il reste à la personne les six dents du devant, tient bien, même quand il n'y a plus de molaires du tout, en contournant les deux canines en arrière de chaque côté, mais pas trop près de la gencive. Un palais très bombé, avec articulation basse, demande de préférence une monture en or.

Un bas complet de peu de hauteur doit être fait

en métal coulé; en caoutchouc il serait si léger que le moindre mouvement le soulèverait et y laisserait pénétrer des aliments, ce qui obligerait la personne, pour le rendre supportable, à souvent se lever de table pour le nettoyer.

Nous avons dans ces derniers temps eu beaucoup moins recours à ces pièces en métal coulé, ayant trouvé le moyen de donner aux pièces en caoutchouc un poids qui leur est au moins égal.

Ce moyen consiste, une fois la pièce montée en cire, de faire le moulage des deux dernières grosses molaires du bas, d'estamper avec de l'or en plaque à 22 carats une capote représentant les deux grosses molaires d'une seule pièce. On remplit ensuite avec de la soudure ces deux couronnes réunies, auxquelles quand tout est fini, on soude un crampon. Chacune de ces couronnes peut représenter six à sept grammes, qui ajoutée au fil d'or de renfort qu'on met dans le caoutchouc, vous donne une pièce tout aussi mince, et qui a le grand avantage d'atténuer le bruit que font les molaires de porcelaine, très souvent insupportable et dont se plaignent tant de gens.

Quand, pour un haut, il reste beaucoup de dents et surtout de bonnes, une monture en or est ce qu'il y a de meilleur; elle sera plus solide et gênera beaucoup moins la prononciation que tout autre monture plastique.

Si les dents restantes ne sont pas très bonnes et que les dents correspondantes du bas viennent porter bien près de la gencive (articulation basse), on

pourra faire la monture en vulcanite et plaquer les
dents, auxquelles on soudera un point d'attache qui
ira se noyer dans le caoutchouc, à une dent plaquée
isolée; on soudera un bout de fil demi-jonc, numéro
douze de la filière, légèrement aplati à ses deux
extrémités et percé d'un trou comme l'indique le
dessin A, fig. 26. Ce fil vaudra mieux que de la
plaque, car il divisera moins la force du caoutchouc.
S'agit-il de souder un groupe de plusieurs dents artificielles l'une à côté de l'autre, il faudra toujours

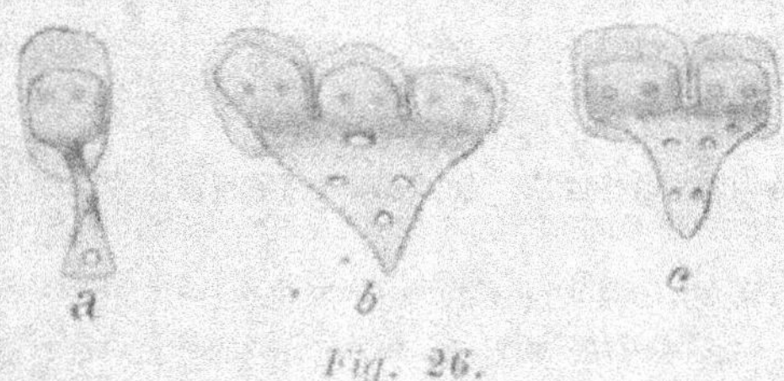

Fig. 26.

couper la plaque en V comme l'indique le dessin B C,
fig. 26, pour éviter des divisions dans la force de la
monture de caoutchouc.

Si c'est une pièce inférieure, on peut s'il reste des
dents devant, faire la monture au milieu en or et
les côtés en caoutchouc; mais dans bien des cas la
vulcanite, renforcée par un fil d'or demi-jonc pas
trop faible, logé dans la partie la plus concave, fera
bien l'affaire.

Quant aux cloisons d'or, très minces avec ner-
vures, qu'on trouve dans les dépôts, nous les avons
toujours rejetées de notre pratique comme n'étant

pas sérieuses. Il y a aussi des muqueuses d'une grande sensibilité sur lesquelles le caoutchouc produit dans les régions sous-jacentes une irritation caractéristique, le plus souvent d'un rouge très vif; appelé vulgairement la maladie du caoutchouc; dans ce cas, le caoutchouc noir vaut mieux que le rouge.

Avec du jugement et un peu d'habitude, on tâchera de combiner son appareil, non seulement pour qu'il soit commode à la personne, mais pour qu'il puisse aussi résister bon nombre d'années et faire honneur au praticien dans lequel la personne a mis toute sa confiance.

Pièce en or coulé sous pression de vapeur.

Pendant des années nous avons eu recours à ce procédé, souvent pour des grandes pièces l'avons même utilisé pour des hauts complets avec ou sans cavité du vide.

L'ajustement de ces plaques dans la bouche était souvent pénible à supporter, l'essai n'a donc pas été heureux, et cependant quand on considère cette sorte de plaque après la coulée, sur le modèle, elle paraît comme ajustement devoir donner satisfaction.

Elle se gondole très peu au feu, mais autre chose est ce qui se passe dans la bouche, nous avons rencontré avec ce procédé, plus de difficultés à contenter nos clients, et au dire des porteurs de ces appareils, elles donnaient en général moins de satisfaction que celles estampées.

Beaucoup de mécaniciens après en avoir été au début grandement partisans en revinrent peu à peu à l'ancien procédé d'estampage sur un modèle en zinc.

Et puis en limant cet or coulé sous pression on a très bien le sentiment qu'il est plus mou, moins dense que l'or laminé, et pour cette raison il se plie plus facilement, surtout chez les porteurs d'appareils qui ont les mouvements un peu brusques.

Quoiqu'il en soit, la presse Solbrig Platschick construite pour ce travail d'or coulé sous pression doit se trouver dans chaque laboratoire, car pour les couronnes et pour les bridges elle peut rendre de très grands services.

Nous ne parlerons pas des délicates manipulations du coulage, la brochure explicative du fabricant ayant été répandue partout à profusion.

Pièce d'une ou plusieurs dents.

Généralement, quand il s'agit de remplacer une seule dent, pour éviter à la personne le port d'une plaque, on fait, si la racine le permet, une dent à pivot ou une dent à pont fixée sur la dent voisine; mais s'il ne reste plus d'autre moyen, on se résigne à la monter sur une plaque de vulcanite ou d'or. Si toutes les dents restantes se touchent si bien qu'il n'y ait pas moyen d'y interposer une lamelle d'or, on se gardera bien de faire une séparation à la lime, qui serait fort nuisible aux dents, mais on fixera la pièce en faisant un petit crochet d'un côté, presque invisible à l'extérieur, comme celui que nous avons indiqué dans les figures 22 et 23 et avec une onglette ou un canif à lame mince et flexible faire dans le plâtre du modèle des interstices entre les dents, surtout à celles qui forment opposition avec le crochet extérieur, un peu de vulcanite se trouvant ainsi engagée entre chaque dent fera tenir la monture en dedans.

On pourra se servir de ce même moyen pour fixer des appareils à redressement en vulcanite et même au besoin les accentuer par des chevilles en caoutchouc, là où les dents sont très serrées, en les taillant à droite et à gauche pour que l'extrémité en soit mince. Celui qui n'a jamais essayé de cette manière de faire ne peut se douter de son immense avantage pour fixer solidement un appareil de redressement; la même règle s'applique pour une pièce de deux dents se touchant. Le moyen de fixation devient de plus en plus facile à mesure que les dents à remplacer se trouvent de chaque côté.

En Allemagne, bien des dentistes ne mettent pas de crochet du tout; ils construisent la pièce très mince avec une cavité du vide: nous ne saurions, pour peu de dents, conseiller de couvrir une trop grande partie du palais; mais cependant, quand la muqueuse est molle, couverte d'un mucus épais, une plaque mince, peu large, suffit pour tenir bien fixées plusieurs dents sans le secours d'aucun crochet.

Ayant eu quelquefois à poser des plaques à d'éminents professeurs de la Faculté de médecine, ils nous prévenaient généralement que, non seulement ils désiraient ne pas avoir le moindre crochet, mais aussi que les dents naturelles restantes ne soient, autant que possible, pas touchées par la vulcanite ou l'or de la monture; et cependant souvent ces pièces, quoique peu larges, tenaient suffisamment grâce à leur ajustement au palais, mais aussi et surtout à cause de la mollesse des tissus; car, sur un palais dur, une pièce ainsi combinée ne sera guère acceptée sans crochet que par des gens d'une intelligence d'élite et dont l'instruction en cette matière est très forte; pour la conservation des dents restantes, il est notoire qu'elles ne devraient pas être entourées ni même touchées par la monture, mais très souvent le dentiste pourra faire appuyer une petite lame d'or faisant légèrement ressort sur une aurification; il y a cependant des dents d'une nature telle qu'elles supportent parfaitement d'être entourées d'un crochet pendant dix et quinze ans sans en souffrir, à la condition toutefois que ce dernier ne monte pas dans le voisinage du collet et que la pièce et les dents soient tenues en parfait état d'asepsie.

Il faut naturellement une certaine expérience pour faire le diagnostic de leur résistance et s'inspirer du genre de crochet qu'il convient, nous renvoyons là-dessus aux combinaisons décrites précédemment dans les chapitres sur les crochets.

Si donc, d'une part, certa'ns dentistes, pour ne pas

détériorer les dents restantes, se contentent de fixer quelques dents par une plaque avec cavité du vide, elles ne sauraient cependant avoir de chance de réussite que dans la proportion de 20 à 25 p. 100 environ.

Les 75 autres fois le patient reviendra, se plaignant que la pièce lui tombe sur la langue, inconvénient si grave que beaucoup renonceront à s'en servir; il faut donc beaucoup de jugement dans la combinaison d'une pièce; l'inclinaison de certaines dents qui se fuient est à prendre en considération pour la rétention d'une pièce sans le secours de crochet; on aura alors à étudier le mode d'introduction et de sortie de l'appareil: une pièce extrêmement légère tient quelquefois rien que par le collage de la salive, pour peu que cette dernière soit épaisse.

Dans la bouche, la dent qui résiste généralement le plus longtemps est la canine, et quoique sa forme conique ne soit guère plus que les incisives très avantageuse pour la rétention d'une pièce, on peut l'utiliser, à la condition toutefois que l'on ne s'appuie sur elle que sur la face labiale.

Pour les prémolaires qui présentent le type le plus avantageux, les crochets ne devront pas aller à l'extérieur de la dent, qui, à cet endroit, est arrondi et glissant, mais sur les côtés latéraux seulement, et, pour peu que ces deux ailes fassent ressort, celle du devant principalement, on obtiendra un excellent mode de rétention qui a l'avantage de n'être point visible. Si c'est une pièce en vulcanite et que la substance de la monture l'entoure d'une part, on peut se borner à ne mettre une bande d'or faisant bien ressort que sur un côté, celui qui se trouve devant.

Quand il ne reste à la personne qu'une seule molaire au fond, il vaut mieux l'entourer complètement de caoutchouc, un crochet appuyant sur elle aurait une tendance à déplacer la pièce, l'empêcherait le plus souvent d'adhérer au palais.

Si toutefois c'est la première grosse molaire, celle-ci étant déjà moins éloignée du centre de gravité, on peut déjà faire jouer sur elle, sur le côté devant une lame d'or faisant bien ressort si son côté opposé est bien entouré de caoutchouc.

S'il ne reste au fond que deux ou trois molaires du même côté, se touchant ou non, on peut parfaitement s'appuyer sur elles ; leur face jugale invisible en grande partie constituant un excellent moyen de rétention et voici comment : On aplatit légèrement un fort fil d'or demi-jonc, on en entoure un peu lâchement les grosses dents restantes à leur mi-hauteur du côté jugal, on fait passer ce fil derrière la dernière dent ; puis on le ramène en avant, le contournant intérieurement contre les dents également à leur mi-hauteur. La fin du fil qui doit s'enfoncer dans la vulcanite là où les dents sont à remplacer, doit être percée d'un ou deux trous et bien s'enfoncer dans la force du caoutchouc. Vous avez donc un long et fort fil d'or embrassant en dehors et en dedans les molaires et tenant très fortement dans le caoutchouc. On laisse le fil d'or qui passe derrière la dernière dent; dans le cas où l'articulation l'exigerait sur et sous la gencive de cette dernière dent, absolument libre de cire et par conséquent plus tard de caoutchouc, d'abord pour que dans la mise en plâtre il tienne bien et ensuite pour qu'il reste bien flexible une fois la pièce terminée.

Après avoir fait à l'échoppe des crans à l'or, on le met à sa place en dégageant préalablement bien la cire, on garnit de cette dernière la face jugale et linguale de l'or à la hauteur des dents et on achève ensuite la pièce. Au moment où celle-ci complètement terminée, vous voudrez la poser, la partie de caoutchouc face jugale de l'entourage des dents fera bien ressort, s'ouvrira au moment où vous ferez glisser la pièce en place pour se refermer aussitôt (si toutefois le fil d'or est assez résistant) emboîtant ainsi bien les dents sans les serrer.

Nous avons ainsi souvent réussi à très bien faire tenir une pièce où toutes les dents faisaient défaut d'un seul côté sans être obligé de faire une plaque large, mais dans ce cas la pièce devra être faite en vulcanite, le poids d'une monture si elle était faite en or faisant continuellement levier sur ces pauvres dents, les aurait bien vite ébranlées ; il est donc, pour cette raison surtout, indispensable que la pièce soit légère.

La fig. 27 représente une pièce qui tient par ce même principe appliqué à une pièce inférieure de deux dents. L'or qu'on voit à découvert au milieu

de la pièce entre la seconde prémolaire et la molaire
artificielle tient dans le caoutchouc.

Les deux prémolaires naturelles très larges à leur
surface broyante et en bas au contraire très étroites,
étaient par ce fait peu favorables à la rétention de
la pièce, pour arriver à la faire tenir quand même,
elles avaient donc été entourées d'or recouvert de
caoutchouc blanc, fig. 27.

Lorsqu'on introduit la pièce, cette partie s'ouvre

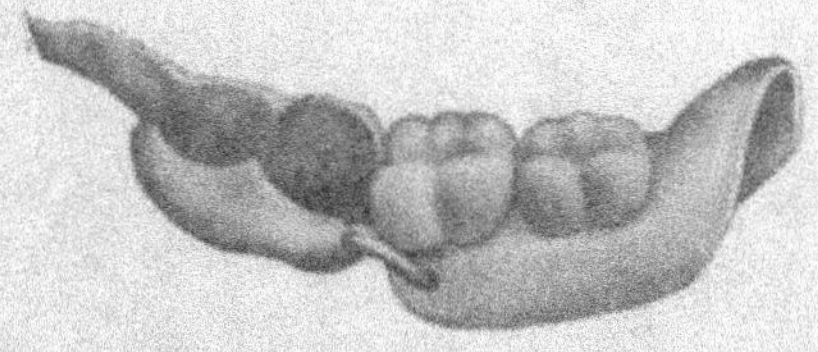

Fig. 27.

pour se refermer aussitôt et bien embrasser ces deux
dents sans les serrer.

On aurait cependant pu dans ce cas éviter l'épaisseur du caoutchouc, en estampant sur ces deux prémolaires une petite plaque d'or à 22 carats, rentrant
exactement dans les interstices, soudée ensuite au fil
demi-jonc qui, pour être solide, rentrera bien en
arrière dans le caoutchouc sous la grosse molaire
fig. 27.

Résistance et épaisseur des montures.

On doit bien étudier et se rendre compte des endroits de la plaque qui seront le plus exposés à se

briser, et distribuer en conséquence la force de résistance.

Pour les pièces en caoutchouc qui tiennent par des crochets en or, il importe comme nous l'avons déjà dit de bien surveiller la direction de l'or qui s'enfonce dans le caoutchouc pour éviter des divisions dans sa force qui amoindriraient considérablement sa solidité. Exemple : fig. 28 voilà un crochet qui a été mis derrière la canine se prolongeant sur la surface jugale

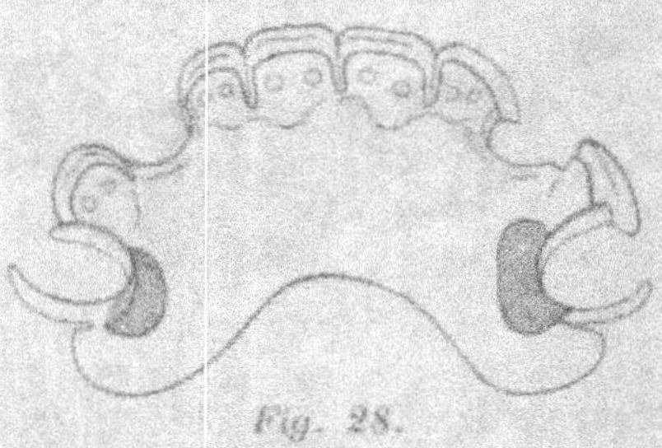

Fig. 28.

de la dent, en le pliant comme l'indique la ligne droite, derrière la canine, on coupe la pièce en deux, tandis qu'en le pliant comme l'indique la ligne courbe, allant se loger jusque vers le milieu de la petite incisive, on ne nuit pas à la solidité de la monture de caoutchouc ; l'épaisseur devra, en général, être plus grande vers le centre que sur les côtés. Pour les pièces en or, quand elles sont d'une grande étendue, il ne faut pas, pour éviter le poids excessif, les faire trop épaisses, mais renforcer par contre tous les endroits qui pourraient se casser. Plus une pièce en or du haut est lourde plus vous serez obligé de serrer les

crochets. La fig. 28 montre parfaitement les places
qui ont été renforcées à une pièce qui n'a pas été dou-
blée et qui a été portée pendant douze années sans
accident, quoiqu'elle ne fut, en général, pas très
épaisse. S'il reste à la personne les six dents du
devant, et que le palais ne renferme que peu de
sinuosités, on doit, si l'articulation le permet, monter
sur ces dernières avec la plaque, en la bouterollant

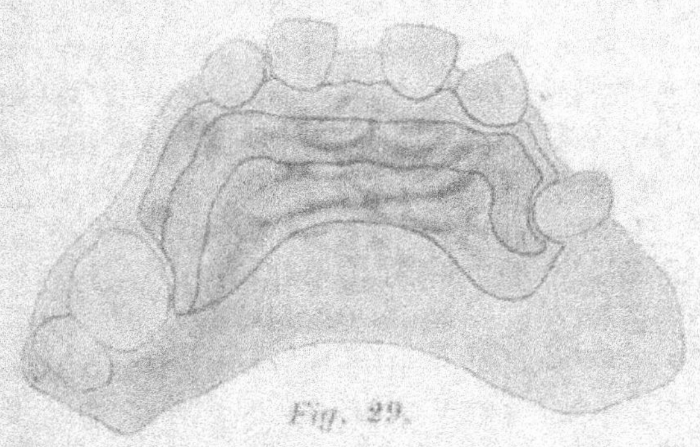

Fig. 29.

sur elles d'environ un millimètre ; il convient, si la
pièce est très étendue de chaque côté, d'y souder un
renfort dans le milieu ; celui-ci ne devra pas être
large, pour ne pas trop augmenter le poids de la
pièce et en même temps pour que la soudure en soit
plus facile.

La fig. 29 représente le dessin d'une plaque de
trois dents qui a été estampée avec de l'or très mince,
sur laquelle les plus petites sinuosités se trouvaient
marquées, et traversée par un renfort dont le contour est indiqué par une ligne pointillée ; il est dis-

posé pour que les dents et les crochets soient soudés sur lui et non sur l'or de la première plaque qui est trop mince ; elle était, quoique très solide, pas lourde, ce qui, pour une pièce en métal, est une grande qualité, car nous avons vu de telles plaques tenir encore alors que les points d'appui avaient en partie disparu. Les deux plaques réunies devront de toute façon pouvoir par un effort se plier quelque peu; pour qu'on puisse au besoin, si elles se dérangeaient au feu, les rétablir par une pression habile exercée avec le pouce, soit dans le centre de la plaque sur un côté ou les deux à la fois, selon qu'elle sera devenue plus large ou plus étroite.

Pour le bas, les deux plaques devront être de même force, le renfort presque aussi large que la première plaque. Quant aux pièces inférieures partielles en caoutchouc, il faut toujours mettre intérieurement, à moins qu'elles n'aient que très peu d'étendue, un fil d'or demi-jonc, généralement á l'endroit de la gencive où commencent les dents naturelles. Pour les bas complets, il vaut mieux que le fil d'or soit strié, rond au milieu et légèrement aplati sur les côtés.

CHAPITRE VII

Articulation.

La prise de l'articulation demande une très grande attention et quelquefois beaucoup de patience ; plus on fera de recommandations à la personne. plus elle fermera de travers Le moyen le plus sûr, c'est de la prier tout simplement et tout bonnement de fermer la bouche.

Si c'est une pièce partielle et que votre cire a très peu de hauteur, vous pourrez vous rendre compte de la façon dont les dents restantes se rencontrent si vous l'avez juste. Plus votre morceau de cire sera épais, volumineux, moins vous aurez de chance de réussir, car au moment où la personne veut fermer la bouche, si elle rencontre une masse entre les deux mâchoires, ce sera le vrai moyen de la faire dévier. Il vaut donc mieux mettre le strict nécessaire de hauteur.

Pour les dentiers complets la difficulté de bien la prendre est quelquefois très grande, surtout chez les gens âgés où l'articulation temporo-maxillaire a beaucoup de jeu ; il faut donc, les modèles une fois prêts, monter une plaque de cire renforcée au centre d'un fort fil de fer, avec ses quatorze dents en bas, puis une plaque en haut, avec six dents du devant et des élévations de cire de chaque côté ; vous faites alors fermer la bouche en recommandant à la personne de porter la pointe de la langue en haut aussi en arrière du palais que possible ; il est évident qu'en lui disant au moment où elle exécute ce mouvement : « Encore plus en arrière, encore plus en arrière ! » dans les efforts qu'elle fera pour vous obéir, le condyle temporo-maxillaire à droite ou à gauche ne pourra plus guère être projeté en avant ou de côté, et l'occlusion sera normale, selon toute probabilité.

Que ce soit pour un dentier complet ou pour une pièce partielle, ce moyen peut être employé mais malgré cela, tout le monde ne pouvant pas exécuter ce mouvement, les vieillards surtout, il faut encore vous entourer de quelques garanties que nous allons passer en revue.

Si la personne porte une pièce et que celle-ci va à peu près sur votre modèle, mettez sur sa face linguale très peu de cire, et faites fermer la bouche jusqu'à ce que l'empreinte des dents du bas (si c'est pour un haut), soit bien reproduite.

Vous coulez l'articulation avec cette pièce, vous en enlevez la cire et vous vous rendez compte par l'usure provoquée par les dents du bas sur l'ancienne pièce si elle est bien la copie fidèle de ce qui se passe dans la bouche.

Si vous ne l'avez pas déjà fait, même si vous pensez

avoir l'articulation juste, il est toujours bon d'appliquer ce procédé avant de congédier la personne, de toujours mettre une mince couche de cire sur la partie antérieure de la face linguale de l'ancienne pièce, faire fermer la bouche et porter ensuite le tout sur votre modèle et articulateur, pour voir d'après l'empreinte en cire de ces dents et par l'usure si votre articulation est exacte.

Cela vous demandera chaque fois, quelques minutes de plus, mais vous évitera plus d'une fois bien des surprises désagréables au moment de la pose de la pièce, et diminuera l'émotion qui s'empare du praticien, même le plus expérimenté, au moment où il pose un travail de longue haleine et s'assure de l'articulation.

Si c'est pour un dentier complet et que la personne n'a pas porté de pièce, pour vous donner une indication, il vaut mieux quand vous voyez que tout va bien finir d'abord le bas; puis essayer encore une fois le haut en cire sur le bas achevé.

Si la personne (pour un dentier complet) porte des pièces qui ne rentrent que difficilement ou pas du tout sur vos modèles, enduisez la surface palatine de ces pièces avec du vernis à la sandaraque, laisser sécher. Vous mettez une légère couche d'huile, vous coulez sur elles, modèles et articulation, et sur ces modèles coulés sur les anciennes pièces, vous ferez vos cires que vous appliquerez de temps en temps sur les bons modèles, de façon qu'elles aillent sur les deux moules, celui des pièces et celui sur lequel la pièce sera vulcanisée.

Il vaut mieux finir complètement l'essai du dentier en cire dans la bouche avec les modèles coulés sur les pièces. Arrangez-vous aussi pour que les six dents de porcelaine du devant du haut soient éloignées d'environ un millimètre du bas, pour permettre à ces dernières de venir s'enfoncer à l'intérieur derrière elles dans leur partie la plus creuse et non pas sur le bord incisif. Le danger pour le bon fonctionnement de la pièce du haut, est surtout que les dents du devant du bas viennent trop heurter contre elles, et comme l'explique le très regretté Docteur Bonwil dans son étude très approfondie de l'articulation.

Il faut que trois mouvements puissent se produire, projection du maxillaire inférieur légèrement d'arrière en avant, puis alternativement à droite et à gauche, et que malgré ces trois mouvements d'équilibre physiologique mis en jeu pour broyer les aliments, les dents conservent entre elles un certain contact d'occlusion.

On a pu bien établir des règles générales sur les mouvements de l'articulation temporo-maxillaire, mais personnellement nous avons peu à peu été amené à croire que ces mouvements étaient propres à chaque personne autant que ceux de la démarche ; et de là le besoin de chercher à les enregistrer.

Le docteur A. Ggysi de Zurich a cherché à établir scientifiquement un articulateur où les trois mouvements préconisés par Bonwil Walter et Benett se reproduisent et qu'il appelle pour cette raison, articulateur à trois points et avec lequel on peut se rendre compte que toutes les dents du bas qu'elles glissent dans le mouvement latéral à droite ou à gauche, ou d'arrière en avant conservent dans ces trois mouvements un certain contact d'occlusion triturante ce qui n'arrive pas il est facile de s'en rendre compte avec un articulateur ordinaire à mouvement simplement vertical ou légèrement latéral.

Ceci est tellement vrai que dès les premières années de notre pratique nous avions pris l'habitude quand le montage du dentier était complètement terminé de l'essayer en cire une dernière fois en bouche et que chaque fois que nous remettions les pièces sur l'articulateur dont la prise d'articulation était juste, nous étant assuré que le condyle était resté dans la cavité glénoïde nous étions frappé de la différence d'occlusion des molaires d'abord et des incisives qui s'étaient éloignées de celles du bas dans les mouvements de l'articulation en bouche.

La conclusion était qu'il ne fallait pas se fier à ce genre d'articulateur qui ne reproduisait aucun des trois mouvements requis pour une bonne trituration et qui par ce fait nuisait aussi considérablement à la stabilité des pièces.

Tout praticien soucieux de bien faire étudiera les avantages que présente cet articulateur, le travail sera certes un peu plus long mais en général le résultat sera bien meilleur tant au point de vue de la rétention des pièces que dans le mouvement de la mastication.

Dans ces dernières années à force de patientes

recherches le Docteur Gysi a construit un articulateur plus simple appelé l'articulateur « Simplex » ne nécessitant pas absolument de mensuration sur le patient en se basant sur un grand nombre de mensurations dont il reproduit la moyenne, cela fait que maintenant tous les dentistes peuvent l'adopter sans hésitation pour les cas ordinaires, on peut du reste une fois le dentier terminé s'assurer du bon résultat en insinuant entre les deux pièces de papier bleu très mince et y faire au besoin de parcimonieuses retouches.

CHAPITRE VIII

Choix et ajustement des dents.

Si l'on ne se trouve pas dans une ville où il y a des dépôts, il faut en avoir un grand assortiment, car les cas sont très variés. Une dent peut être admirablement de la teinte sans avoir la grandeur ni la forme prescrite; en général, les commençants choisissent des dents trop claires ou trop bleues; cette dernière teinte, le soir à la lumière se change en noir. Il est très important, dans le choix de la couleur, de savoir si la salive de la personne foncera ou non les dents; pour cela, si elle a déjà porté une pièce, on regardera attentivement si les dents en sont devenues grises, car nous avons vu chez beaucoup de personnes des dents, dont la nuance était bien au début, devenir avec le temps noires et jurer énormément par leur contraste avec les dents naturelles restantes. Donc, après avoir acquis la certitude que les dents deviendront, malgré tout, plus foncées, il vaut mieux les choisir un peu plus claires dans la teinte jaune plutôt que dans la bleue; cette dernière nuance, dans ces sortes de bouches, va en s'accentuant, surtout si elles sont plaquées, au point de nuire énormément à l'aspect naturel que doivent avoir des dents de porcelaine transparente et bien assorties. S'agit-il de dents à gencives émaillées, on devra faire en sorte qu'elles répondent au caractère de la physionomie ainsi qu'à l'âge de la personne ; si c'est pour une dame même âgée, comme c'est presque toujours le cas quand il s'agit d'un dentier complet, vous pourrez, malgré le plus ou moins de longueur des dents et leur nuance foncée, lui mettre si elle découvre, une belle gencive plus ou moins colorée, elle ne s'en plaindra pas.

Le défaut de la plupart des prothésistes dans ce genre de dentiers complets à gencives et autres, est de faire les dents trop petites, si bien que quand la personne rit, l'endroit qui devrait occuper la canine, est en partie prise par la première bicuspide ; les grosses dents se trouvent trop en avant. Il ne faudra donc pas perdre de vue la proportion des six dents du devant, que la plupart du temps on trouve très difficilement dans les dépôts.

Pour être bien sûr de ne pas se tromper en faisant son choix, on devra prendre l'empreinte d'une bouche moyenne, pourvue de toutes ses dents, faire un modèle, mesurer sur les six dents de plâtre du devant les dents de porcelaine ; et si on ne les trouve pas au dépôt de la dimension désirée, les commander en exigeant exactement compas en main la même grandeur.

Après avoir talqué le modèle et découpé la plaque

d'essai en cire, vous préparez avec un peu de cire
laminée un petit boudin que vous appliquez tout le
long de l'endroit où les dents sont à remplacer, puis
vous pressez dessus (l'articulation ayant déjà été
coulée) le modèle correspondant ou articulateur;
avec un petit couteau légèrement chauffé vous taille-
rez votre cire, qui ne devra occuper sur la plaque-
base qu'un espace restreint, pour ne pas augmenter
l'épaisseur où cela n'est pas nécessaire. Ce boudin
ainsi façonné et bien collé extérieurement devra servir de support pour l'ajustement des dents, car il est
difficile de les tailler avec précision dans leur bonne
position si elles n'ont pas dès le début un point de
repère.

Il ne faut donc pas tailler à tort et à travers avant
d'avoir étudié attentivement la position qu'elles
doivent occuper; ne pas craindre de perdre son
temps à faire une bonne préparation en posant toutes
les dents, si longues qu'elles soient, en les mettant
en tâtonnant aussi exactement que possible à la place
qu'elles doivent occuper; puis les fixer; c'est alors
seulement que vous les meulerez, l'ajustement mar-
chera ensuite rapidement et plus exactement.

Pour la solidité, on ne devra pas oublier que les
crampons, dans la taille des dents simples, devront
se trouver autant que possible au centre de la dent,
nous voulons dire par là que, si on était obligé de se
servir d'une dent trop longue, il vaudrait mieux la
tailler en haut et en bas plutôt que d'enlever trop de
porcelaine dans le voisinage des crampons.

S'agit-il d'un dentier complet, à gencives émaillées, le procédé sera le même. On commencera par
poser les vingt-huit dents en étudiant par tâtonnements et en faisant très souvent fermer l'articulateur,
puis, leur place une fois bien trouvée à toutes, vous
finissez bien la cire, la laisser refroidir : c'est alors
seulement que vous commencerez à tailler les joints
à la pièce inférieure, puis à la partie supérieure, mais

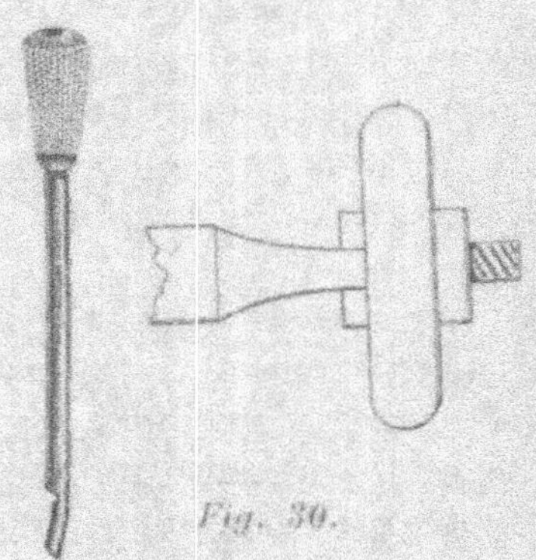

Fig. 30.

pas encore finement, pour avoir au plus tôt un coup
d'œil d'ensemble.

Quand vous serez satisfait, fixez encore une fois
tous les blocs, laissez refroidir et essayez dans la
bouche si tout va bien ; arrivé au laboratoire, vous
prendrez un excavateur dont l'extrémité toute droite
a été taillée en biseau, et vous enlèverez, sans rien
déranger, la cire se trouvant derrière les joints, et
cela du haut en bas, pour que, soumise au grand
jour, appuyée sur la vitre, vous puissiez bien voir,

pour donner enfin les coups de meule de précision. Pour cela il faut une meule assez petite, d'un grain pas trop gros, et le bord légèrement arrondi (fig. 30) qui la représente par trop arrondie). On tient ferme dans les doigts le bloc, on le fait glisser avec assurance sur la meule en appuyant davantage sur l'endroit qui forme obstacle à la parfaite réunion de la jointure.

Il est bon, si tout a bien marché dans la bouche et si vous voulez, pendant les derniers coups de meule de l'ajustement, conserver aux dents la même place qu'elles avaient dans la bouche, de laisser en position, sans l'enlever de la cire, un bloc du bas à droite et un bloc du haut à gauche sur le devant, ou vice versa. Un dentier de ce genre, fait avec soin, sera certainement ce que notre art peut produire de plus beau; les joints seront invisibles et la personne, en riant, découvrira cette gencive émaillée dont le rose transparent donnera à ce travail de premier ordre l'illusion de la vie et un aspect de jeunesse dont le dentiste aura lieu d'être satisfait.

CHAPITRE IX

Pièce en or. Modèle en zinc et contre-partie en plomb. Estampage.

C'est le procédé le plus pratique. Après avoir bien
séché le modèle à la chaleur, on le vernit à la sandaraque, puis on le frotte légèrement avec du talc, on
le met au milieu du cercle à mouler; avec un peu de
coton chargé de lycopode on le saupoudre légèrement,
avec précaution on y met, en l'écrasant soigneusement entre les mains, la terre à mouler, qu'on tasse
ensuite avec un marteau; on renverse et, avec un
petit marteau, on frappe d'abord quelques coups
au centre, puis plus légers sur les côtés, jusqu'à ce
que le modèle tombe sur le sable ; s'il y a des dents
trop longues sur lesquelles on veut mettre un crochet et qui gênent, on peut les dévisser, mais pour
cela il faut que la pointe de la dent ait été huilée et
mise bien au milieu dans le coulage du modèle en
plâtre; on met ensuite ces moules de sable sur une
plaque de tôle sous laquelle, pendant un certain
temps, on allume une petite flamme bleue, car il ne
faut pas qu'il soit humide quand on y coule le métal,

sans cela il sauterait et le modèle serait défectueux.

On fait fondre ensuite le zinc et on le coule, en le faisant d'abord passer par une petite gouttière préparée préalablement dans le sable à cet effet ; on laisse refroidir pendant dix minutes, puis pour achever son refroidissement on le met dans l'eau, pour pouvoir couler le contre-moule en plomb, ce qui est très simple, car on vend dans les dépôts des cercles en fonte qu'on met, entourés de sable, sur le zinc ; on peut et on doit dans la même coulée de zinc faire trois modèles, dont on prend le moins bon pour commencer.

Voici un procédé qui permet de conserver intact le premier modèle sans dévisser les dents. Faire sur lui à l'encre un tracé pointillé de la grandeur de la plaque, passer cette partie avec un pinceau au vernis à la sandaraque ; laisser sécher, puis enduire d'huile et avant qu'elle n'ait séché couler sur toute la partie pointillée à l'encre un peu de plâtre dans lequel on introduit un fort fil de fer pour permettre de le tirer en arrière et de l'enlever alors qu'il sera à peu près dur. Si en sortant, il s'en casse quelques morceaux, on peut, après les avoir laissés durcir, les recoller avec de la résine ; nous recommandons ce procédé surtout quand il s'agit d'estamper la plaque d'une pièce inférieure où il reste des dents naturelles sur le devant, car il y a presque toujours au-dessous de ces dernières à la face linguale des endroits tellement rentrés qu'on ne peut les obtenir avec le sable à mouler par le procédé ordinaire.

Une fois qu'on a obtenu l'empreinte ci-dessus mentionnée on peut dans le coulage en la couchant rendre, de verticaux qu'ils étaient, ces endroits presque horizontaux et obtenir ainsi malgré la difficulté une plaque s'adaptant très bien.

Pour l'estampage, il faut se servir d'abord d'un petit marteau d'environ 500 grammes, en frappant méthodiquement tout autour sur le bord du modèle, tout en le maintenant ferme et d'aplomb du côté opposé, de manière à ce que, une fois l'estampage à peu près terminé, ses bords forment un biais régulier d'environ un centimètre; de cette manière on peut obtenir beaucoup de détails avec un seul modèle sans le fendre. Ce n'est qu'à la fin, quand on jugera que les sinuosités sont assez en relief, que, pour finir, on portera le tout sur un tas; mettant alors sur le zinc un carré épais en fer forgé, on frappera sur ce dernier bien d'aplomb avec un marteau plus lourd.

Après l'estampage sur le deuxième modèle en zinc, on regarde sur le modèle en plâtre si la plaque va exactement comme sur le zinc; généralement, en appuyant sur elle soit au centre, soit sur les côtés, on s'aperçoit qu'elle fait quelque peu ressort et on la plie en exagérant un peu le défaut, on la remet sur le zinc, l'on bouterollera les contours des dents avec des instruments spéciaux, puis après, pour qu'elle ne glisse pas, on met sur elle d'abord le papier qui a servi à la contre-partie et où son bord se trouve bien marqué; on réestampe en la recuisant souvent, et pour cela il ne faut pas négliger, après l'avoir fait bouillir dans l'acide, de bien enlever, à l'aide d'un petit morceau de bois chargé de ponce, toutes les taches occasionnées par le zinc.

On regarde si la plaque applique parfaitement sur le moule en plâtre ; si elle est plus large, on le reconnaît facilement en appuyant fortement sur le centre avec le pouce ; on sent alors qu'elle cède au milieu et que les deux extrémités appuient fortement; dans ce cas, par une habile pression, d'abord modérée qu'on appelle familièrement au laboratoire le coup de pouce, exercée par le pouce au bord du centre (hors du modèle), puis de plus en plus forte, jusqu'à ce que l'on sente que la plaque a cédé au milieu. (On peut, si l'on veut, garnir son doigt d'un linge plié plusieurs fois). Si, après le coup de pouce, la plaque, de trop large qu'elle était, a été rendue trop étroite, c'est-à-dire qu'elle appuiera bien au centre et s'éloignera quelque peu du modèle de chaque côté, cela ne fera rien, comme nous l'avons dit plus haut ; il est bon d'un peu exagérer le défaut à la main, avant de la remettre à estamper sur le zinc.

Si enfin, après les premiers coups sur le troisième zinc, la plaque va bien, il ne faut plus que très peu estamper sur ce dernier.

Quand il reste à la personne des dents, prenons par exemple les quatre incisives, et qu'il faut, pour donner à la plaque plus de résistance et aussi pour ne pas enflammer la gencive tout autour, monter sur

ces dents d'environ un ou deux millimètres, méthode
dite à l'anglaise, on doit, avant de donner le dernier coup d'estampage, exercer sur la cheville une
pesée sur cette partie de la plaque pour l'éloigner
des dents naturelles; il est vrai qu'en la réestampant
elle reprendra sa forme, mais n'appuiera plus sur
ces dents comme avant, car il est très important,
pour que la plaque puisse bien monter au palais au
point d'arriver à un contact parfait, qu'elle ne touche
absolument aucune des six dents du devant, ce qui,
du reste, lui donnerait une tendance à basculer sur
elles.

Avant de souder les crochets, il est toujours bon,
après l'avoir bien débarrassée de toute tache de zinc,
de la recuire une dernière fois.

D'autres procédés, dans ces dernières années, ont
été recommandés aux dentistes, mais, à vrai dire,
pas un ne répond au desiderata des praticiens. Il y
a d'abord la presse hydraulique, puis la presse à
puissant levier de Telschow, qui exigent un modèle
en métal spens, mais l'on ne peut obtenir de bords
assez en relief autour des dents restantes, ce qui
est très souvent fâcheux; quoi qu'il en soit, il est
certain qu'une plaque estampée sur un modèle très
exact en spens métal se dérangera moins au feu et
sera plus précise qu'une autre estampée sur un modèle en zinc.

Pour la confection du modèle en métal spens dont
nous avons déjà parlé, on met la petite empreinte
en plâtre dans la première moitié du moufle à es-

tamper, après durcissement on fait sécher au-dessus d'une petite flamme bleue jusqu'à ce qu'il n'y ait plus aucune vapeur qui s'en échappe. Quand toute l'humidité aura disparu, vous ferez fondre le spens métal le plus lentement possible, en ne cessant de le remuer avec un petit bâton jusqu'à ce qu'il soit bien liquide, selon le procédé décrit dans l'explication du système; puis, après avoir bien huilé le plâtre, vous le coulerez dans le moufle; une fois bien refroidi, vous séparerez les deux parties, vous huilerez et coulerez le dessus dans la contre-partie en fonte, dont le centre est, à cet effet pourvu d'un trou; il ne reste plus qu'à presser la plaque après lui avoir quelque peu donné sa forme, ce qui est toujours difficile sans avoir un premier modèle en zinc; enfin, après l'avoir pressée d'abord entre deux feuilles de plomb, vous enlevez celle qui se trouve sur le modèle pour finir par presser directement sur lui.

Cette plaque, ainsi estampée, aura des reliefs plus nets que par le procédé ordinaire; mais l'inconvénient de ne pouvoir frapper sur le spens pour la façonner de manière à ce qu'elle ne glisse pas dans le premier coup de presse, puis celui de ne pouvoir obtenir le contour profond des dents restantes, qui donnent à la plaque une plus grande résistance, feront que la plupart du temps on n'y aura pas recours, à moins que ce ne soit après l'estampage à fond sur un premier modèle en zinc.

Essai de la plaque et des dents.

Les crochets étant préparés, on collera le premier avec une composition de cire et de résine qu'on trouve dans les dépôts, puis on retirera le tout, on collera le second et on retirera après chaque nouveau crochet, pour voir s'il n'y a pas d'obstacles à la libre sortie de la monture; s'il y en a, on ouvre les crochets, car il faut que le tout sorte sans difficulté.

Après avoir soudé et quelque peu réparé le tout, on peut l'essayer sans les dents, ce qui est plus facile; si elle va bien, on fera fermer la bouche pour s'assurer que ni la plaque ni les crochets ne gênent en rien le rapprochement des mâchoires. L'essai des dents devra se faire comme pour une pièce en caoutchouc, c'est-à-dire qu'elles devront être montées sur une plaque de cire renforcée d'un fort fil de fer; on regarde dans la bouche si tout va bien, on fait les corrections nécessaires, puis, après avoir fixé la pièce bien à sa place sur le modèle, on coule à l'extérieur un revêtement de plâtre qui devra bien s'appliquer sur les dents et le modèle qu'on aura, à cet endroit, pourvu de crans, verni à la sandaraque et enduit d'une légère couche d'huile; après durcissement on peut tailler et détacher ce rebord, on met la plaque à sa place, on enlève tout le plâtre qui, dans le revêtement, correspond aux crochets, on le remet en place ainsi que toutes les dents qu'on fixe

à la plaque avec de la cire ; après l'avoir ôté, on voit
et on lime tout ce qui gène les dents de descendre
bien à leur place ; on obtient ainsi, s'il reste des
racines, un bord festonné qui doit être bien fini en
perdant à la lime douce ; si cependant, après cela, les
dents n'ajustent pas encore très bien sur le modèle,
on peut enduire ce bord festonné d'un peu de vermillon à l'huile, les remettre à leur place dans le
revêtement ; tous les endroits des dents marqués en
rouge qui porteraient trop seront alors meulés jusqu'à ajustement parfait.

S'il y a des difficultés d'articulation, on peut les
essayer en bouche une dernière fois, en les fixant à
la plaque avec de la cire collante, qu'on étendra
principalement sur la plaque-base et très peu sur les
contre-plaquettes ; on sèche bien le palais et l'on
fait fermer la bouche, on remet le tout sur le modèle
pour voir si les dents ajustent encore bien toutes,
et on met en plâtre et amiante. Quand les dents
seront soudées, il faut sertir sous elles tous les endroits de la plaque qui ne s'appliqueraient pas très
bien, car on comprendra que ces vides nuiraient à
la parfaite asepsie de la pièce.

On peut, les dents une fois soudées et si l'articulation le permet, mettre des talons en caoutchouc à
l'intérieur, ce qui facilitera beaucoup la mastication ;
c'est même indiqué pour la plupart des cas, ou bien
pour qu'ils s'usent moins vite et qu'ils aient plus bel
aspect, des talons estampés avec de l'or à 22 carats
auxquels sont soudées intérieurement de petites

attaches et qui tiennent à la plaque base par le
caoutchouc.

Une pièce en or bien faite devra monter à sa place
sans forcer sur aucune dent naturelle et cependant
bien tenir ; on utilise pour cela le papier bleu, qu'on
applique en plusieurs morceaux autour des dents ;
ce qui force trop on l'ouvre, car toutes les branches
des crochets d'une pièce en or bien comprise doivent
pouvoir quelque peu s'ouvrir ou se fermer, faire
ressort, et ne pas monter sous la gencive, à moins
que les dents restantes ne soient très courtes.

CHAPITRE X

Pièces en vulcanite.
Mise en moufle et en caoutchouc.

Nous avons déjà décrit la préparation en cire ainsi que l'ajustement des dents pour une plaque en vulcanite. Quand tout marche à souhait, on taille le modèle pour qu'il entre bien dans le moufle ainsi qu'une partie des dents en plâtre s'il y a des crochets, pour que ces derniers soient bien fixés dans le plâtre du moufle; on met le tout dans l'eau jusqu'à ce qu'il soit saturé; on gâche du plâtre pas trop épais avec très peu de sel, car la plupart des mécaniciens arrivés à ce point de leur travail, veulent aller trop vite et sont obligés, par leur faute, de précipiter l'opération, qui doit cependant se faire avec soin pour éviter tout contre-temps.

Ainsi avant de couler la contre-partie, il faut que le premier plâtre soit bien taillé, bien fini, pour faciliter l'ouverture du moufle, puis vernir à la sandaraque, qu'on laissera complètement sécher avant d'y mettre de l'huile, sous peine de voir les deux parties collées ensemble; au-dessus des dents, surtout des molaires, il faut une forte épaisseur de plâtre.

Enfin faire en sorte que le travail ait du commencement à la fin un aspect de propreté et de fini qui peut-être vous demandera un peu plus de temps, mais qui vous mènera sans encombre et à coup sûr à la réussite. Si c'est une pièce avec des dents à gencives émaillées et que ces dernières doivent rester dans la contre-partie, il faut, s'il reste des dents au modèle après en avoir reproduit le contour avec la pièce en cire, les tailler à environ un millimètre de la gencive et couper la pointe; elles seront ainsi reproduites dans la contre-partie, autrement dans la mise en caoutchouc après le premier coup de presse, quand on voudra ouvrir le moufle, elles se briseront en menus morceaux; pour plus de précautions on peut avant de couler la contre-partie enfoncer légèrement avec un petit marteau une pointe très effilée au centre du millimètre restant de la dent en plâtre, de façon à ce qu'elle consolide la dent de plâtre qui va rester dans la contre-partie.

On peut plonger le moufle un instant dans l'eau bouillante, puis l'ouvrir et enlever toute la cire, à l'aide d'une petite casserole d'eau bouillante qu'on élève un peu haut pour que le jet, en tombant, soit assez puissant.

La cire une fois enlevée, on le met à chauffer sur le gaz avec une flamme modérée, pendant quelques minutes, car l'eau, à l'intérieur doit un peu en sortir, en le laissant trop longtemps, toute l'humidité du plâtre s'évaporerait, et la chaleur sèche est très dangereuse pour le caoutchouc. Beaucoup de praticiens accusent sa qualité quand la pièce est poreuse, et cependant ils doivent généralement ne s'en prendre qu'à eux-mêmes quand cela leur arrive; l'expérience pour s'édifier là-dessus est facile à faire : mettez une bande de caoutchouc, que vous venez de couper de la boîte et faites-le ramollir sur un demi-moufle en cuivre sans plâtre sous lequel vous aurez allumé une flamme de Bunsen; laissez-le ainsi quelques instants; quand il sera bien ramolli, enlevez-le, faites du plâtre et mettez-le en moufle; vulcanisez, après la cuisson, limez cette bande polissez-la bien, vous constaterez que parce qu'elle a été soumise à la chaleur sèche, elle est criblée de petits trous.

Il faut donc bien se rendre compte que, quand vous chauffez le moufle pour la première fois, il faut arrêter le gaz dès que l'eau en sera à peine partie, et quand après le bourrage vous le remettrez sur le feu, mettre en bas en contact avec la flamme la contre-partie et non celle qui contient le caoutchouc qui doit toujours rester au-dessus, à l'abri de la chaleur sèche. N'employer qu'une petite flamme qui peu à peu produit de la vapeur qui en montant à travers la contre-partie doit chauffer le caoutchouc.

Le procédé de presser dans l'eau chaude n'est pas recommandable, car le plâtre fort mouillé n'a plus la même résistance et s'écrasera quelque peu quand il sera soumis à l'action de la presse.

Laissant alors la contre-partie sur une petite flamme de Bunsen, pour qu'elle se maintienne chaude, vous pouvez commencer à bourrer la pièce avec des précelles et un fouloir, qui doivent être dans un état parfait de propreté.

Cependant, le métal meilleur conducteur et gardant la chaleur plus longtemps que le plâtre, on fera bien si on a à bourrer du caoutchouc sur une plaque métallique, d'attendre quelques minutes avant de mettre le caoutchouc sur elle et cela jusqu'à ce que le refroidissement en soit tel qu'on puisse sans inconvénient laisser son doigt sur le métal; sans cette précaution le caoutchouc aura des trous dans le voisinage de ce dernier.

Il est absolument interdit de toucher le caoutchouc avec les doigts, car, comme chacun pourra s'en convaincre, les endroits touchés ne colleront plus ensemble. Si le bourrage a été un peu long, on pourra faire réchauffer le moufle pendant trois minutes.

Donc, après avoir chauffé avec précaution, mettez ensuite sur la presse, qu'il faudra fermer très lentement par petites poussées, en laissant chaque fois un intervalle pour que le caoutchouc ait bien le le temps de s'étendre sans écraser le plâtre. Si les deux parties joignent bien, on ouvre et on enlève à l'aide d'un peu de benzine, la toile qu'on a mise entre, et l'on regarde où il manque encore du caoutchouc; on y ajoute la quantité nécessaire, et, après avoir pressé une dernière fois, on le fixe ensuite dans la bride pour le soumettre à la vulcanisation.

Si c'est une pièce du bas dont la forme est bien verticale, il vaut mieux avant de la soumettre à la presse après le bourrage du caoutchouc, de détacher le plâtre de sa partie métallique, avec un marteau, par petits coups, et d'exercer de la main avec ce plâtre seul, sur le caoutchouc ramolli, une pression continue et modérée d'arrière en avant, pour empêcher que le caoutchouc ne soit entraîné en bas. On met ensuite ce plâtre dans sa partie métallique et on soumet le tout à la presse.

Voilà pour les cas ordinaires, mais si l'on a affaire à une pièce à gencives émaillées, soit de quatre ou de six dents, avec un joint médian, on comprendra qu'après s'être donné la peine de bien l'ajuster, il faut aussi faire en sorte que le caoutchouc n'y pénètre pas, ce qui le rendrait noir et déparerait tout le bel aspect que doit avoir cette transparente gencive émaillée. Pour l'éviter, voici le meilleur procédé : Après que la pièce est montée et fixée sur son modèle, bien nettoyer les dents à gencives, les bien débarrasser du moindre brin de cire resté en excès sur elles; et on la met dans le moufle avec du plâtre bien gâché, mais qui ne doit pas prendre trop vite.

Si donc vous avez une pièce de dix ou douze dents, dont les six du devant sont à gencives, vous en recouvrez d'une assez grande hauteur les dents simples, tandis que vous laissez complètement libres les dents à gencives; une fois le plâtre durci, vous le corrigez soigneusement, vous enduisez de sandaraque qu'il faut bien laisser sécher, et d'huile, puis, avec du plâtre pas trop épais, vous en couvrez bien les dents

à gencives à la même hauteur que les dents simples ;
une fois dur, vous le corrigez avec soin et coulez
ensuite le contre-modèle. Si tout a été bien préparé,
après que vous aurez ouvert le moufle et enlevé la
cire, la deuxième partie qui contient les dents à gencives se détachera facilement.

La fig. 31 représente le moulage terminé alors que

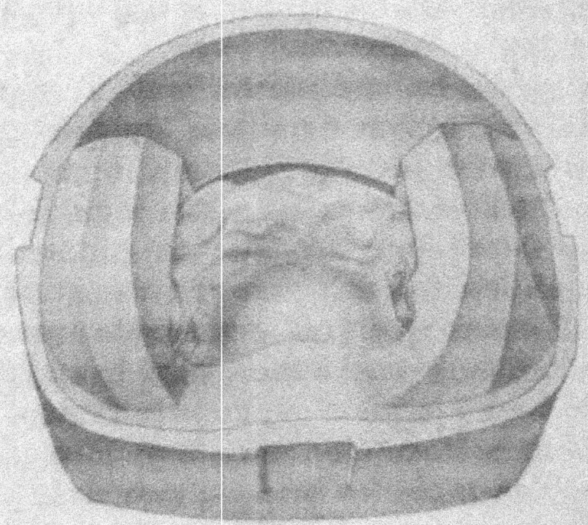

Fig. 31.

déjà la partie qui contient les dents à gencives est
enlevée ; on remarquera que le plâtre fig. 31 a été
creusé concave sur le devant, pour que la partie correspondante (fig. 32), qui est par ce fait, comme on
voit dans le dessin, convexe par dessous, ne puisse
facilement, dans le bourrage, glisser en avant.

Après avoir fait chauffer le tout quelques minutes
vous ouvrez le moufle, laissez refroidir et, prenant

le morceau qui contient les dents à gencives, vous mettez dans le joint du ciment impérius de Tray.

Pour l'appliquer, on devra se servir d'un fil de melchior rond, effilé vers son extrémité et recourbé en forme de sonde, fixé dans un manche de bois léger (fig. 33 et 34) ; le ciment devra être refoulé très profondément dans le joint, car il ne s'agit pas d'en mettre par-dessus, mais au contraire, de bien le faire pénétrer dans le vide du joint, si minime qu'il

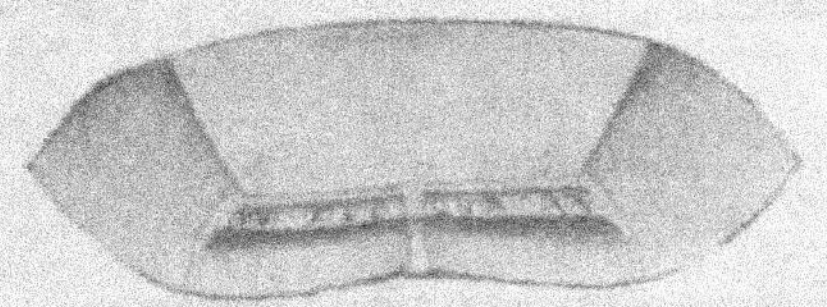

Fig. 32.

soit ; c'est là le grand secret pour que le caoutchouc n'y pénètre pas.

La fig. 34 représente un second instrument très commode pour prendre le ciment de la plaque de verre ; la partie courbe et flexible a été découpée d'une plaque de platine ; on fait alors rechauffer le moufle trois minutes, et l'on bourre comme à l'ordinaire.

Ce procédé si simple que nous avons mis cependant bien des années à trouver, qui peut aussi s'employer pour une pièce complète, nous a donné d'excellents résulats ; il permet grâce au démontage possible de bourrer facilement le caoutchouc dans des endroits qu'il serait quelquefois très difficiles d'atteindre autrement; il peut, pour la plupart des cas, s'employer pour les pièces complètes inférieures, où l'on peut se contenter de ne mettre que les six dents de devant à gencives, les autres ordinaires.

S'agit-il d'un dentier supérieur à gencives émaillées de peu de hauteur, vous pouvez le mettre en

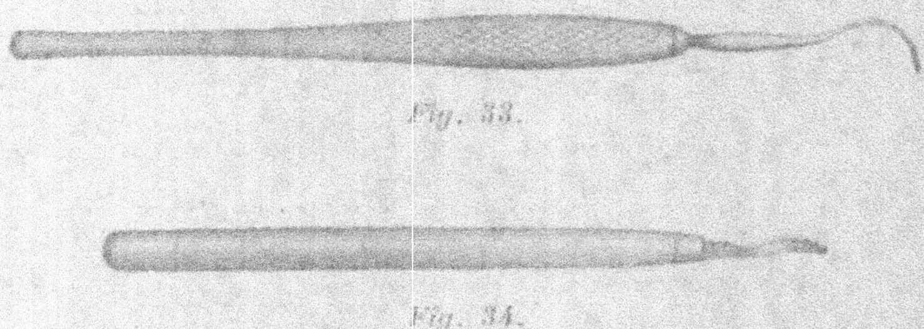

Fig. 33.

Fig. 34.

plâtre, le modèle en bas; la pièce, avec ses dents à gencives devra rester dans la contre-partie. Après avoir enlevé à l'eau bouillante la cire et laissé refroidir, vous mettez un mince boudin de cette dernière que vous tintez avec un peu de vermillon sur les joints; fermez ensuite, et regardez si, dans la contre-partie qui contient le modèle, il n'y a pas de marque rouge. Dans ce cas, vous creuserez un peu jusqu'à ce que les deux parties se joignent, sans qu'il y ait trace de vermillon dans le centre; ces creux au nombre de trois se trouvent très bien représentés fig. 35; vous pourrez alors être sûr que le ciment

que vous mettrez en place de cette cire ne sera pas
écrasé par la presse; mais, s'il y a de la hauteur,
cette précaution est inutile; vous enlevez la cire
colorée et faites préalablement tomber sur chaque
joint que vous aller boucher une minuscule goutte
de liquide d'oxychlorure, que vous obligez de bien
pénétrer en soufflant dessus; vous sécherez ensuite
tout autour, vous mettrez le ciment dont vous rem-
plirez profondément le joint. Beaucoup de mécaniciens préfèrent pour être sûrs que le ciment pénètre
bien entre les joints, d'enlever du plâtre du moufle
les blocs sectionnels, pour être certains que le
ciment aura obturé à la perfection les vides des
joints, ce procédé d'enlever ces gros blocs sectionnels, surtout ceux du haut du devant est scabreux,
il suffit en effet d'un rien pour que le bloc ne rentre
plus tout à fait à sa place et que par conséquent il
porte à faux, aussi voit-on le plus souvent à la sortie
du vulcanisateur ces gencives émaillées fendues.

Nous conseillons une méthode qui si on la met
bien à profit, est absolument sûre dans son résultat.

Quand le premier ciment est bien dur, vous grat-
tez avec une échoppe ronde tout ce qui dépasse le
niveau de la porcelaine; vous faites une deuxième
fois du ciment et en recouvrez le premier en l'étendant un peu à droite et à gauche, le faisant bien tenir
sur le plâtre en haut et en bas comme l'indique la
fig. 32 qui représente les deux couches de ciment
superposées et ensuite talquées.

Si donc pour une cause quelconque, il se détache

un brin de la deuxième couche de ciment, la première restera quand même formant une barrière infranchissable, impénétrable à l'entrée désastreuse du caoutchouc dans cette partie de votre travail; vous mettez ensuite de nouveau le moufle à chauffer deux ou trois minutes. C'est alors seulement, après l'avoir ouvert et bien nettoyé les dents à l'aide d'un pinceau bien sec, que vous commencerez la mise en caoutchouc. Le grand secret est d'arriver à en mettre juste la quantité nécessaire, car si, dès la première fois, vous en mettez trop, si c'est pour une grande pièce, au moment où, après l'avoir pressé, vous ouvrirez le moufle, le caoutchouc aura pénétré dans le rebord sur le devant et dans l'ouverture; ce rebord, qui généralement rentre considérablement, sera tiré en l'air et entraînera avec lui le ciment que nous conseillons pour plus de précautions de bien le talquer avant le bourrage.

Il faut donc absolument se contenter pour la première fois, avant de presser, de remplir la plaque seulement jusqu'aux crampons, quand vous êtes bien sûr qu'il y en a assez; vous bourrez ensuite dans la contre-partie le rebord extérieur, mais alors le moufle ne pourra plus être ouvert; en pressant, il faut aller par petits coups, mettre un certain temps pour achever de joindre les deux parties; ceux qui, à ce moment, donnent de grands coups de presse et vont vite ne savent pas le tort qu'ils font à leur travail.

Il arrive assez souvent que dans certaines bouches

plusieurs années après l'extraction le rebord gingival reste volumineux et, la personne le découvrant en riant, l'on soit obligé d'ajuster les blocs sectionels directement sur la gencive; il existe pour ce genre de bouche des dents spéciales à talons très courts et, crampons placés à l'avenant bien connues en Amérique. Ce genre de travail ne serait pas solide s'il n'était encadré, au dessus, d'un bord de caoutchouc (nous ne parlons pas de l'or, car pour une pièce complète, outre qu'il est lourd bien que mince il ne tient pas si bien au palais).

Or, comme il est impossible, dans ce cas, de faire tenir ce bord en caoutchouc au-dessus des dents qui reposent entièrement sur le plâtre, on devra lui ménager de la force par les deux extrémités; on comprend qu'une pièce de ce genre est difficile à mettre en caoutchouc et qu'on n'y réussira qu'en prenant beaucoup de précautions, comme celle, par exemple, de ne mettre, avant de presser pour la première fois, comme nous l'avons dit plus haut, du caoutchouc que jusqu'aux crampons, en évitant surtout d'en mettre sur toutes les parties de porcelaine émaillée ajustées sur le plâtre.

Pour rendre plus clair cette explication, que nous considérons comme très importante, nous divisons en trois sections : la première comprenant la plaque palatine jusqu'aux crampons, doit être d'abord recouverte de caoutchouc; la seconde partant de ces derniers jusqu'à la fin de la gencive de porcelaine émaillée, doit rester absolument libre de tout

caoutchouc; lorsqu'on se sera assuré, après la première action de la presse, que le palais, mais pas
plus, est suffisamment reproduit, quitte à en ajouter
et à l'ouvrir s'il en manque, deux ou trois fois, on
bourrera dans la contre-partie le rebord ou la troisième section qui doit encadrer la gencive au-dessus

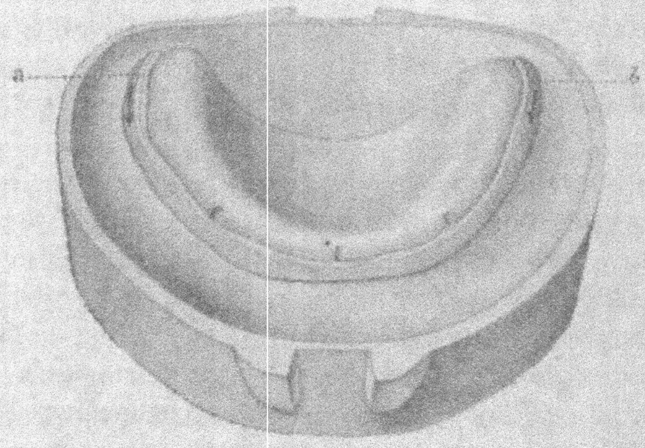

Fig. 35.

seulement, et si le caoutchouc de cette section doit
rejoindre la plaque, ce ne sera, on le comprend, que
par une épaisseur, égale à une feuille de papier,
qu'on obtiendra facilement en en mettant un peu
plus qu'il n'en faut dans cette dernière, à la condition toutefois que tout soit chaud et que le moufle
ne soit pressé que par petites poussées.

La fig. 35 représente, dessiné d'après nature, le
modèle mis en moufle d'une pièce de ce genre; la

personne en riant découvre du bord gingival tout
ce que la bande un peu épaisse de caoutchouc A B
en a laissé à découvert, jusqu'à environ un centimètre de la flèche, à droite et à gauche ; comme il
était resté volumineux : il a fallu ajuster directement

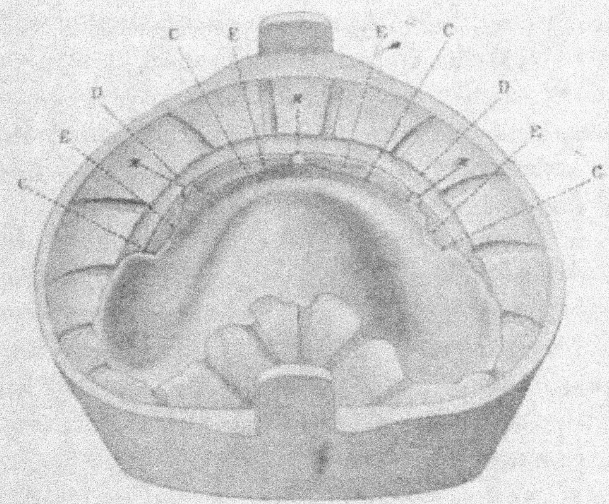

Fig. 36.

sur lui les dents à gencives, la difficulté était donc de
ne pas les briser par l'action de la presse en les
recouvrant de caoutchouc : nous avons donc commencé par en mettre jusqu'aux crampons fig. 36,
mais, après le premier coup de presse, il ne montait
pas assez vers les dents à gencives ; après en avoir
ajouté quelques petites bandes et l'avoir pressé une
seconde fois, nous avons obtenu qu'il s'étende

comme nous le désirions jusqu'aux endroits marqués CCC, laissant l'émail ajusté de la gencive EEE, absolument libre de caoutchouc; ensuite seulement nous en avons mis dans la contre-partie (fig. 35) deux bandes l'une sur l'autre, allant de A à B.

Les trois petits creux qu'on voit correspondent aux jointures des blocs sectionels recouvertes de ciment, qui ne doit pas être écrasé, et marqué par les trois X.

Cependant, comme après cela on ne peut plus ouvrir le moufle, il vaut mieux, par prudence, en mettre un peu plus qu'il ne faut, et, avant de fermer, nous en avons encore mis un ruban comblant en partie le long creux DD, resté vide au-dessus de la gencive émaillée, que la bande de caoutchouc AB (fig. 35), achèvera de remplir complètement.

Après avoir chauffé encore deux ou trois minutes sur une toute petite flamme, nous avons pressé par toutes petites poussées et, grâce à toutes ces précautions, avons obtenu une pièce qui avait des joints invisibles, dont la partie ajustée de l'émail était recouverte à la face platine d'une couche très mince de caoutchouc qu'on est du reste souvent obligé d'enlever; la mise à nu de l'émail à cette place ne nuit en rien à la solidité.

Dans ces derniers temps quand cet encadrement au-dessus de la partie ajustée des dents à gencives devait être fait très mince d'un bout à l'autre, nous avons été quelquefois amené avant de fermer le moufle pour la dernière fois, à mettre un fil d'or demi-jonc dans le creux DD fig. 36, et qui s'étendait de chaque côté jusqu'au commencement de la deuxième grosse molaire, où il rentrait dans l'épaisseur de la vulcanite.

Une fois la cire du moufle enlevée, il fut facilement plié juste au-dessus de l'émail ajusté sur la gencive naturelle, et cela avec une pince demi-ronde, quelquefois rien qu'avec les doigts. Pour être sûr qu'il ne gêne en rien l'assemblage du moufle avant la mise en caoutchouc, nous l'avions enduit de rouge et mis en place. Après avoir fermé le moufle, on se rendait très bien compte des endroits qu'il fallait rectifier.

Ce petit travail nous permit d'avoir un encadrement des gencives solide quoique très mince. S'il reste à la personne des grosses dents de chaque côté, on peut alors faire tenir ce fil d'or pour consolider l'encadrement du caoutchouc au-dessus des dents à gencives émaillées en le faisant rentrer dans la pièce au-dessous de chaque canine.

Les pièces à base de platine et à gencives continues, que bien des dentistes en Amérique préconisent, peuvent bien comme effet rivaliser et quelquefois l'emporter sur celles que nous venons de décrire à cause du caractère (spécial à chaque personne et jusqu'à présent introuvable dans les dépôts) que l'on peut imprimer aux dents et à la gencive quelquefois très irrégulière, pour le cas qui nous occupe, demandant souvent à être faite très mince à certains endroits, mais elles sont infiniment moins pratiques à cause de la difficulté de leur construction, de leur fragilité et de leur poids excessif.

Nous savons que la plupart des dentistes se seraient contentés dans ce cas d'ajuster des dents simples sur ces gencives dépourvues de racines depuis long-temps mais restées volumineuses sur le devant ; le travail est ainsi en effet plus expéditif mais de résultat médiocre, pour les raisons que voici.

La lèvre généralement un peu trop rentrée, quelque peu plissée, n'est pas restaurée. La pièce tient moins bien.

La gencive peu à peu change et les dents bientôt n'ajustent plus et la pièce si le palais est plat peut glisser en avant.

Il est vrai que c'est surtout la peur de rendre la lèvre trop grosse, d'un aspect quelque peu enflé qui les arrête, et pourtant nous venons de démontrer qu'il est possible sans augmenter l'épaisseur du rebord gingival, ou du moins d'une façon tout à fait insignifiante, de faire une pièce à gencives.

Ce cas ne se présente guère dans une pratique ordinaire qu'une fois ou deux par an ; mais le résultat qu'on peut en obtenir est si complétement satisfaisant, si brillant que nous sommes persuadé que ceux qui auront mis à profit nos conseils ne regretteront à aucun moment la peine qu'ils se seront donnée pour établir ce travail de premier ordre.

Nous n'avons pas parlé de la gencive rose en caoutchouc car quand elle est visible elle ne peut en aucune façon rivaliser avec la gencive en émail, sa couleur non graduée, son opacité surtout, lui donne dans la bouche quand la personne rit un aspect désagréable.

Achèvement de la pièce.

La pièce une fois refroidie, vous en enlevez avec précaution le plâtre, puis en la mouillant souvent, vous la soumettez, mais pas longtemps, à la brosse du tour ; dès qu'elle sera nettoyée, vous la dégrossirez, et quand la surface sera sèche, vous commencerez à gratter le plâtre de l'intérieur palatin, mais avec infiniment de précautions, pour conserver les sinuosités, même celles qui ont la finesse d'un cheveu ; après, vous achevez l'extérieur (surface linguale) à l'aide d'un rifloir, en vous servant souvent du compas d'épaisseur pour éviter toute surprise.

Si c'est un dentier à gencives, avant de le passer au rifloir, vous enlèverez délicatement, avec un petit instrument à pointe taillée en biseau, tout le ciment au-dessus des joints, et sur cet endroit, que vous aurez à dessein un peu renforcé de caoutchouc en taillant légèrement à cette place avant le bourrage, le plâtre du moufle, muni d'une spatule chauffée, que vous essayerez d'abord sur un vieux bout de caoutchouc, vous fermerez le vide en la faisant légèrement pivoter pour qu'elle ne s'accroche pas à la vulcanite, et ferez ensuite verser par l'apprenti de l'eau jusqu'à complet refroidissement.

Il ne reste plus qu'à la polir, ce qui est tout un art,

car il ne faut pas faire œuvre de menuisier quand il
se sert de son rabot et tout aplanir, mais, au contraire, conserver à l'extérieur de la pièce ses creux
et ses bosses.

Pose de la pièce.

Une pièce peut avoir été très bien exécutée, et
malgré cela, si elle n'est pas posée avec habileté,
elle peut ne pas fonctionner à l'entière satisfaction
de la personne, car il suffit quelquefois, pour en compromettre le succès, qu'elle n'ait, par exemple, pas
été suffisamment articulée au papier bleu ou bien
que les crochets où étais n'aient pas été intelligemment adaptés ; un coup de pince maladroit sur ces
derniers peut produire un mouvement de bascule qui
fera que, chaque fois que la personne fermera la
bouche, la pièce montera et descendra, mouvement
gravement compromettant pour la durée des dents
restantes.

Une jeune dame portait une pièce en or. Pendant
une absence que nous fîmes, comme elle s'était
quelque peu relâchée, notre aide la serra. Plus tard
cette dame revient nous voir, se plaignant que depuis
qu'on lui avait serré les crochets, la plaque ne montait plus bien au palais, ce qui était vrai. Cette pièce
tenait de chaque côté à une bicuspide et on avait
surtout serré la branche de derrière au lieu de ne
serrer que principalement celle de devant.

S'il reste des dents à la personne, avec un papier

bleu très mince, qu'on trouve chez tous les papetiers et qu'on applique autour des dents, on découvrira facilement, par les marques bleuâtres, les endroits trop étroits qui empêchent la pièce de monter à sa place ; si elle est en caoutchouc on enlèvera de la substance non pas avec une échoppe, mais avec la petite fraise d'acier montée sur le petit tour de White, dessinée à gauche de la fig. 30, qui fera mieux le travail et plus rapidement ; on applique ensuite un morceau de ce papier sur les racines et on le presse d'une main assurée contre le palais. Les points bleus vous indiqueront les endroits qu'il faut creuser à l'échoppe pour que les dents artificielles montent bien dans les gencives. Il faut beaucoup d'attention et d'habitude pour donner ces derniers coups, qui rendront la pièce beaucoup plus commode à la personne.

Là où la pièce montera le plus à droite ou à gauche quand la personne fermera la bouche sera l'endroit qu'il faudra chercher à mieux articuler, afin d'obtenir, autant que possible, qu'elle ne subisse pas de mouvement dans le choc des deux mâchoires. Ce mouvement arrive aussi quand une ou plusieurs dents ne montent pas suffisamment dans la gencive quand celle-ci est très molle ; si c'est une pièce en vulcanite, même si les dents en sont plaquées et soudées de la façon que nous avons indiquée, on la chauffera par saccades à l'endroit défectueux au-dessus d'une petite flamme de Bunsen, et quand on jugera que le caoutchouc est suffisamment ramolli, on garnira ses doigts d'une serviette et on les montera légèrement, puis, avant que le tout soit complètement refroidi, on mettra la pièce en bouche et on l'y appliquera en la maintenant ferme partout contre la gencive, qu'on aura, à cet endroit, préalablement recouverte d'un papier bleu pour empêcher la chaleur de s'y communiquer.

Si vous êtes appelé à remplacer les huit molaires supérieures et que parmi les six dents restantes il en est qui soient ébranlées, et que, pour une raison quelconque, la personne ne consente pas à les faire extraire, une fois la plaque en place, il faut exercer sur son centre une forte pression pour voir si, dans le mouvement de la mastication, ces dents ne sont pas poussées en avant; si cela a lieu, il faut bien se rendre compte de l'endroit qui touche et enlever impitoyablement de la substance jusqu'à ce qu'à la plus énergique pression elles ne bronchent plus; sans cette précaution la pièce sera, au bout de peu de temps, insupportable à la personne.

Si quand la pièce ou le dentier est fini, vous vous apercevez d'une différence dans l'articulation, vous mettrez un petit peu de cire, faites fermer la bouche et couler l'articulation qui vous permettra de faire le plus gros de la rectification avec moins de fatigue pour vous et le patient comme nous l'avons déjà indiqué au chapitre de l'articulation.

Quand une pièce en or est complètement finie, il vaut mieux, avant de la poser, s'il y a lieu de serrer les crochets, de le faire sur le modèle car il

est ainsi bien plus facile d'étudier et de voir quels
sont les endroits qu'on peut serrer pour la maintenir
bien d'aplomb au palais.

Retouches.

Il n'arrive pas souvent que les pièces supérieures
blessent, si ce n'est à la ligne médiane, et quelquefois
s'il y a une fausse gencive vers le bord labial ; on
peut facilement y remédier en se rendant bien
compte de l'endroit où se trouve la blessure ; ce qui
est plus fréquent, c'est quand il y a des molaires à
remplacer, que les joues soient prises dans leur
engrenage ; on est alors obligé de fortement diminuer
les cuspidées du bas, de la dernière molaire surtout,
à l'extérieur, jusqu'à ce que la joue puisse se mouvoir
sans être atteinte ; il est du reste possible d'éviter ce
désagrément en disposant les molaires de manière à
ce qu'elles ne soient pas au même niveau, c'est-à-dire
que celles du haut, s'il n'y a pas trop de résorption
alvéolaire, se trouvent, au moment du rapprochement des mâchoires, plus sorties vers leur surface
broyante que celles du bas, d'environ un à deux millimètres, ce qui suffit pour éloigner les joues.

S'il y a en haut une forte résorption alvéolaire, ce
sont celles du bas qu'on ressortira davantage, pour
que celles du haut ne rencontrent que les deux tiers
intérieurs de leur surface broyante ; cette disposition
a aussi l'avantage de rendre dans la mastication le

haut plus stable. Ce sont les pièces inférieures surtout qui, aussi bien qu'elles soient exécutées, occasionnent les premiers temps des blessures ; la première chose à faire quand cela arrive, c'est de promener attentivement sur la gencive l'index ; arrivé
à l'endroit, outre que la personne éprouvera un peu
de douleur, on sentira à cette place une petite grosseur qui vous indiquera nettement où en est le siège ;
si c'est le bord qui en est en cause, on peut le diminuer séance tenante, mais si on a le moindre doute
de trouver exactement l'endroit correspondant, il
vaut mieux comme nous l'avons déjà expliqué
prendre une empreinte, couler le modèle, mettre du
rouge sur la petite élévation de gencive et enlever de
la pièce de telle façon qu'elle n'y appuie plus du tout ;
ce sera un peu long, mais en agissant ainsi, on
compromettra beaucoup moins le succès final de la
pièce.

CHAPITRE XI

Esthétique.

C'est surtout après que la pièce est bien appliquée
au palais et articulée que le dentiste peut témoigner
de l'individualité dans son art; une petite ébréchure
par-ci par-là, en cherchant à éviter cette ligne droite
semblable au clavier, qui frappe si désagréablement

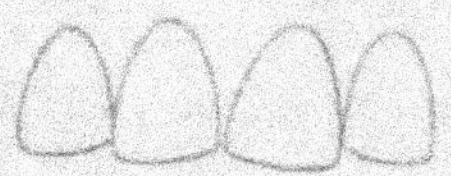

Fig. 37.

dès que la personne ouvre la bouche. S'il reste, par
exemple, en haut deux canines très longues, pour
que les dents artificielles ne paraissent pas trop
grandes, chaque fois que ce sera possible, il faudra
tailler les grandes incisives plus courtes vers le
milieu, en escalier, comme l'indique le dessin fig. 37.

S'il reste une ou deux dents naturelles, il faudra
bien s'en inspirer comme grandeur et surtout comme

largeur vers le bord gingival, pour arriver à un aspect naturel.

Quand il reste en bas des dents naturelles sur le devant et qu'elles se trouvent fort en dedans, il faudra bien se garder, si vous êtes appelé à remplacer les dents de la partie supérieure, de les aligner,

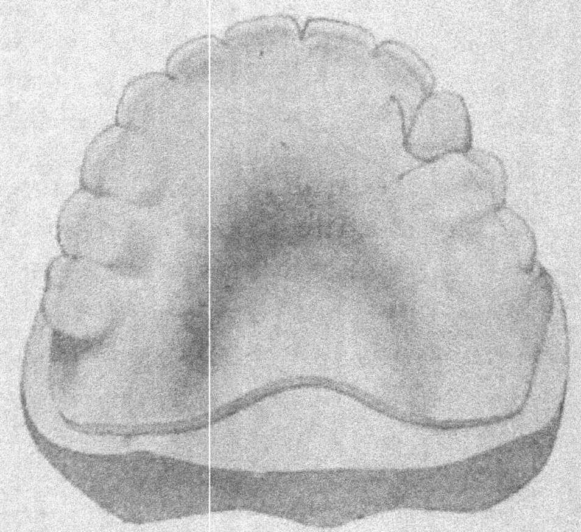

Fig. 38.

parce que c'est l'occasion ou jamais de les poser irrégulières.

Pour mieux nous faire comprendre, nous citons l'exemple fig. 38 : Nous voilà en face d'un palais très étroit, la personne en riant découvre la gencive jusqu'à la première grosse molaire, les huit dents du bas sont encore très solides, mais fort en dedans, ce qui fera que le prothésiste aura une tendance à rentrer également celles du haut, et de plus comme le palais est très étroit, en les posant suivant la ligne de ce dernier, il arrivera à faire quelque chose de très étroit, de très régulier, dont l'effet (fig. 38 et 39) sera désastreux; mais s'il a eu soin de prendre, avant de la couper, une petite empreinte avec l'incisive gâtée restante (fig. 40), il aura tout de suite la clef pour la pose des incisives, qui devront être disposées comme l'indique cette figure; ces dents avaient, une fois la pièce terminée, un aspect très naturel,

Fig. 39.

grâce à l'heureuse disposition copiée d'après la dent naturelle, qui n'avait pas dévié, la personne étant jeune et s'étant depuis trois mois seulement fait extraire les grosses dents, qui étaient toutes mauvaises.

Nous citons cet exemple pour prouver combien il est difficile quand, sans aucune donnée, ce qui, hélas! est souvent le cas, l'artiste est appelé à faire une pièce dont le caractère réponde bien à la physionomie de la personne, caractère qui consistait non seulement à donner aux incisives la disposition quelque peu rentrée vers le milieu (fig. 40), mais de tenir compte aussi de la forme de leurs bords incisifs, comme l'indique le dessin fig. 37.

Reste-t-il à la personne, en haut, une canine ou deux faisant fortement saillie sous les lèvres, il faut, pour éviter que la bouche ne soit carrée, bien former le rond avec les quatre incisives, et puis bien observer qu'en général un côté de la bouche doit être pareil à l'autre, c'est-à-dire que, si vous tracez une ligne au centre, en partant de la ligne médiane, un

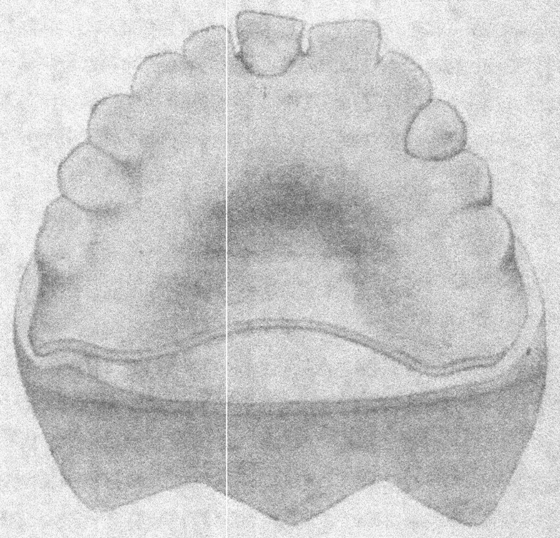

Fig. 40.

côté de votre dentier ne devra être ni plus rentré ni plus sorti que l'autre.

On trouve pour les cas dont nous venons de parler dans les dépôts des blocs de quatre incisives sectionnelles d'un seul morceau; il est assez curieux que de pareils blocs soient moins solides que ceux d'une ou deux dents seulement, surtout si on est obligé d'en tailler la gencive.

Quelques dentistes se sont préoccupés de souder ensemble avec de l'émail les blocs sectionnels ; outre l'énorme inconvénient d'avoir à repasser tout au feu, on n'en retirerait à notre avis aucun avantage, car plus le morceau a d'étendue, plus certains points dans la mastication, agissant l'un contre l'autre, formeront levier ; quatorze dents à gencives émaillées d'un seul morceau demanderont pour avoir une résistance égale, beaucoup plus d'épaisseur de porcelaine que celles que l'on vend actuellement. Il sera donc préférable, en général, de meuler intérieurement un sillon profond au milieu de ces quatre dents à l'aide d'une meule très mince, puis, en appuyant légèrement sur le centre émaillé rose, le rompre pour en faire deux morceaux, dont la courbure répondra toujours mieux que s'ils étaient d'une seule pièce ; le joint sera alors, après un bon ajustement, facile à rendre invisible, en se conformant à l'explication que nous avons déjà donnée là-dessus, mais il faut, pour qu'ils soient solides, que chaque morceau ait au moins trois crampons.

Dans le dentier complet le défaut de bien des prothésistes est de trop rentrer les dents. Si la personne a une ancienne pièce supérieure, il faut la mettre sur le modèle et monter celles du bas d'après celles du haut ; c'est le meilleur moyen de s'éviter de longs tâtonnements et de ne pas être obligé de refaire plusieurs fois son travail.

Pour un dentier complet à faire à une personne dont les dents sont absentes depuis longtemps, il faut presque toujours, une fois l'articulation bien coulée, en commençant à monter les dents inférieures, qu'elles dépassent en avant de quelques millimètres les endroits les plus saillants de la gencive du haut ; cela dit pour le cas où la personne n'aurait pas conservé d'ancienne pièce qui pourrait vous servir de guide.

L'artiste, dans la confection de son dentier, devra surtout s'attacher à rétablir le contour primitif des lèvres et faire en sorte que la lèvre supérieure surplombe toujours l'inférieure, si épaisse et proéminante que soit cette dernière.

Une dame qui était dans ce dernier cas et à laquelle il restait en haut une grande incisive, du reste très bonne, vint nous trouver en nous priant de lui enlever, avant de faire la pièce, cette dent qu'elle trouvait trop avancée. Lui présentant alors une glace, nous lui fîmes observer que c'était surtout grâce à cette dent proéminante qu'elle devait d'avoir encore vers cet endroit les deux lèvres au même niveau, et que si elle nous obligeait à l'arracher, nous placerions l'artificielle exactement de la même façon, ce qu'elle comprit parfaitement.

Quant à la longueur à donner aux dents quand il n'en reste plus aucune à la personne, il est bon que celles du haut aient la longueur de la lèvre à l'état de repos absolu, même quelquefois un millimètre de plus ; celles du bas peuvent la dépasser beaucoup plus ; mais il ne faut rien exagérer, car avec un dentier trop élevé la personne aura à ouvrir démesurément la bouche, quand il s'agira pour elle d'introduire un morceau un peu fort et fera en outre trop voir ses dents.

S'il est trop bas, la physionomie sera trop courte et les lèvres ne seront pas suffisamment soutenues.

S'il y a une grande perte de gencives égale de chaque côté en haut, et qu'on veuille bien restaurer la lèvre, il faut que le bourrelet de caoutchouc qui la soutiendra, quelle qu'en soit l'épaisseur, soit autant que possible parallèle au rebord gingival naturel, vers le milieu, cependant, un peu moindre que sur les côtés, qui, à la place des fosses canines, devra être un peu renforcé, car c'est surtout à cet endroit que se forme le renfoncement caractéristique de la perte des dents.

Il importe de rétablir l'aspect des lèvres alors que la personne avait encore toutes ses dents : si donc vous avez en bas une lèvre inférieure épaisse et très proéminante, il faudra absolument que la lèvre supérieure arrive au moins au même niveau ; Les deux grandes incisives peuvent être de la même longueur, mais les petites, leurs voisines généralement plus courtes, car, étant les plus faibles, elles sont aussi plus exposées à se briser.

Nous travaillons d'après la lèvre, on devra faire rire la personne ce qui arrive en lui répétant plusieurs fois la même histoire et bien observer qu'il faut absolument que la lèvre, qu'elle monte plus à droite ou à gauche, découvre une longueur égale de dents de chaque côté ; nous voulons dire que si la personne en riant monte la lèvre fortement à gauche, il faut également que vos dents montent comme elle fortement à gauche, sans cela votre dentier paraîtra de travers.

Il ne faut surtout pas faire de choses fantaisistes, la règle c'est d'imiter la nature; un dentier sera beau, remarquablement beau, s'il donne l'illusion de la nature, et pour cela il faut que tout soit en rapport avec elle : la nuance, qu'on prendra exactement des dents restantes ou, s'il n'en reste plus à la personne, une dent d'elle conservée dans l'eau, car des dents trop claires sont choquantes; la dimension qu'on pourra quelquefois réduire (si elles étaient autrefois trop grandes) sans nuire à l'aspect naturel, grâce à quelques petites séparations habilement combinées qu'on mettra sur les côtés de façon à ce qu'elles occupent tout de même chacune leur place.

C'est surtout s'il ne reste plus de dents du tout qu'on tâchera de relever leur position en mettant sur le modèle, en haut ou en bas, une pièce portée précédemment faite à la personne, alors qu'il lui restait quelques dents, ces dernières y auront laissé une trace d'usure.

L'articulation une fois coulée, après les avoir montées, on fera à l'essai causer la personne en lui recommandant de rester bien naturelle; on relèvera ainsi bien des corrections à faire, mais il ne faut pas la laisser plus d'une minute ou deux en bouche sans la laisser refroidir, et s'il y a des changements de position à faire quand une fois la salive y a pénétré, il faut enlever chaque dent ou bloc sectionnel, le chauffer légèrement, ainsi que la cire correspondante, jusqu'à ce que l'humidité en soit évaporée, autrement il est impossible de rien faire tenir.

Une dame de haute société avait perdu, de fort bonne heure, les quatre incisives supérieures avec leurs racines, et le hasard voulut que, nous trouvant à côté d'elle, nous fûmes frappé de la proéminance de la lèvre inférieure, et cela à cause d'une pièce supérieure complète qu'elle portait sans doute depuis des années et dont toutes les dents étaient ajustées sur la gencive; il restait en haut, sur les côtés, toutes les racines; en bas, toutes les dents naturelles un peu en avant; le dentiste ne s'était pas préoccupé de mettre sur le devant des dents à gencives. L'effet était déplorable; un beau jour cette dame se présenta dans notre cabinet; nous voulûmes, en faisant la pièce, absolument que la lèvre supérieure dépassât quelque peu l'inférieure; mais pour obtenir cette saillie, nous fûmes obligé, pour qu'elle soit solide, de relier de chaque côté, par un fil d'or passant bien au-dessus des racines et qui rentrait par les deux extrémités dans la pièce, le caoutchouc qui se trouvait au-dessus des quatre dents à gencives. Elle en fut si avantagée que les personnes qui l'avaient connue pendant tant d'années avec son ancienne pièce ne cessaient de lui demander ce qu'elle faisait pour rajeunir de la sorte.

Dans la combinaison d'une pièce, on doit toujours tenir grand compte de l'expression des lèvres; il

nous est arrivé souvent, pour obtenir un bon résultat dans un dentier complet, de jeter bien en avant
de celles du bas les six dents du devant de la pièce
supérieure, sans que pour cela les lèvres paraissent
enflées, ce qui ce produit surtout quand le rebord en
caoutchouc de la pièce supérieure est trop épais au
milieu vers le haut à la place de la ligne médiane.

Pour les hommes qui ont le palais très résorbé,
nous préférons pour les six dents du devant du haut
de ne les sortir que par le bas (excepté les canines)
parce que la pièce ainsi faite, s'il y a une grande
perte de gencive, fera moins bascule dans la mastication; dans ce cas la beauté importe bien moins
que l'utilité, du reste la présence de la moustache
renforce le plus souvent cet endroit déprimé de la
lèvre supérieure.

Un petit palais, étant donné le peu de place
qu'ont les dents pour se placer, doit nécessairement
avoir des dents irrégulières, les petites incisives
imbriquées sur les grandes et les canines sur les
petites pour le haut, et pour le bas des dents enchâs-
sées les unes sur les autres, chacune légèrement
tournée formant un peu escalier, et, de plus, ne pas
les mettre toutes de la même longueur.

Les dents irrégulières n'enlèvent rien de la beauté
de l'ensemble de l'arcade, leur relief est d'un bien
meilleur effet que les dents bien alignées que beaucoup de dentiste aurifient ou mastiquent pour leur
enlever leur aspect artificiel; mais il vaut mieux
ne pas avoir recours à ce dernier procédé qui les

rend fragiles ; les dents irrégulières placées avec goût donneront un meilleur résultat.

Beaucoup de praticiens ne se préoccupent pas assez de la largeur à donner à l'arcade, nous voulons dire que sur les côtés, le haut principalement, les prémolaires ainsi que les grosses molaires doivent avoir une position quelque peu rentrée, quitte, si l'articulation gêne, s'il reste à la personne des dents naturelles en bas, de les faire un peu plus courtes. Nous croyons bon de nous arrêter à cette observation et de la raisonner.

Si donc vous êtes appelé à remplacer les dents d'un côté, c'est le côté naturel restant qui vous servira de modèle, surtout pour la grandeur, la pose l'inclinaison des dents, pour que le côté artificiel soit la copie fidèle du côté naturel. Combien rares sont les mécaniciens qui savent bien placer une prémolaire ou une canine, pour qu'elle sorte par en haut et rentre par le bas (si c'est pour un haut) comme cela existe du reste dans la nature. Combien s'en trouve-t-il qui font le contraire et posent ces dents de côté rentrées par le haut et sorties par le bas donnant à la courbure de l'arcade un aspect trop large, trop évasé, et disgracieux et cela sous prétexte d'éviter qu'elles ne cassent, alors qu'il suffirait pour l'éviter de les faire un peu plus courtes, détruisant ainsi toute la grâce de la courbure de l'arcade, car des dents ainsi disposées défigureront le plus beau sourire.

Quand il reste à une personne âgée quelques dents

isolées, on devra se rendre bien compte que ces dents, avec les années, sont devenues plus longues et plus avancées qu'autrefois ; il est donc tout indiqué que les dents artificielles soient un peu plus courtes et quelquefois un peu plus rentrées que ces dents restantes ; on peut, du reste, en les maintenant d'une main avec le pouce et l'index, les raccourcir ; mais il faut dans ce cas, surtout si la dent est quelque peu ébranlée, se servir d'une meule ayant un grain très fin ; il nous est bien souvent arrivé de tailler ainsi deux grandes incisives naturelles, dont la longueur démesurée faisait mauvais effet. On peut aussi pour ce dernier cas, en se servant du fourneau de Ash et fils, faire aux dents artificielles quelques taches pour qu'elles ne forment aucun contraste à côté des dents naturelles.

Nous voulons croire que ces quelques conseils suffiront pour attirer l'attention sur ces questions délicates de l'esthétique que la plupart traitent avec une insouciance inexplicable, et qu'après l'étude de l'anatomie, de la physiologie, sciences maintenant obligatoires pour tous les prothésistes, ces recommandations leur serviront de petit complément, quand, en face de la diversité des cas, leur jugement, leur conception pour notre art auront à s'exercer.

Refaire une physionomie, chercher par la grâce des contours, des courbures de son dentier à en constituer le caractère qui leur avait été donné par le grand Maître de la nature, tel sera le but que par tous ses efforts, le praticien habile cherchera à atteindre.

CHAPITRE XII

Orthodontie.

C'est une bien attrayante partie de notre art que celle qui consiste à aider la nature quand elle est contrariée par la position vicieuse d'une ou plusieurs dents.

La manière de construire ces appareils a été décrite dans bien des ouvrages, mais c'est à ceux qui sont les plus simples qu'il faut donner la préférence. Ils peuvent être appliqués jusqu'à l'âge de seize ou dix-huit ans; plus tard, la dent ne se remet qu'incomplètement de sa mobilité provoquée par le changement de position dans l'alvéole.

S'agit-il d'une ou plusieurs dents de la mâchoire supérieure qui, dans la fermeture de la bouche, s'engagent en dedans de celles du bas (rétroversion) le cas peut être traité, vu sa simplicité, par un appareil en caoutchouc; on relève l'articulation en recouvrant de cette dernière substance les prémolaires et grosses molaires, puis on fait appliquer par derrière les dents à chasser en avant, un peu de vulcanite tenant ferme sur un ressort en or bien flexible;

l'avantage de cette manière de faire est, que la pression exercée sur les dents, tout en étant modérée, est plus continue et, par conséquent, beaucoup plus rapides que celle exercée par les chevilles seules ou les vis.

Il faut, du reste, absolument éviter toute action violente sur n'importe quelle dent à redresser et les pousser patiemment, par degré, dans la position désirée en les dorlotant.

En général, ces appareils de redressement, pour être rapidement efficaces, doivent être bien fixés; l'empreinte en plâtre s'impose absolument, et, quoique les molaires soient quelquefois très courtes, l'on peut à l'aide d'un couteau pointu à lame très mince, flexible, exagérer les interstices du modèle en plâtre, mais principalement vers la gencive, ou bien si cela ne suffit plus, dans la suite percer un trou correspondant à leur interstice vers la gencive, y mettre une ou plusieurs chevilles en caoutchouc qu'on taillera bien en biseau et qui, s'engageant entre elles, feront suffisamment tenir l'appareil; avec un papier bleu qu'on applique sur les molaires, on peut les diminuer avec précision si on les a fait trop longues, au point que l'appareil ne monte pas à sa place.

Etant donné que plus l'action exercée sur la dent sera élastique, mieux cela vaudra, nous nous sommes bien trouvé d'avoir toujours en principe un levier actionné principalement par une ou plusieurs bandes élastiques, qui ne sont autres que ces rondelles de

caoutchouc que la maison Ash et fils vend dans différentes dimensions.

Nous ne croyons pas qu'on puisse trouver mieux,
car le résultat que nous avons obtenu, a presque

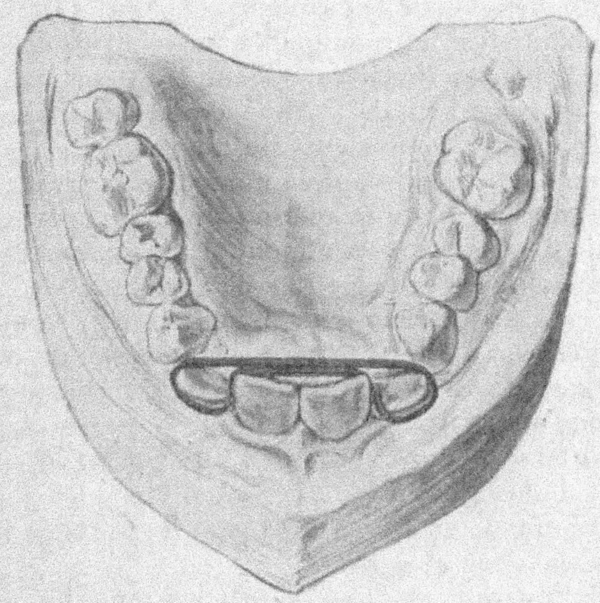

Fig. 41.

toujours dépassé ce que nous en attendions et certainement que la plupart des dentistes ne se doutent
pas des ressources que ces bandes élastiques leur
offrent; sans cela ils n'auraient guère recours à
d'autres moyens de traction.

Nous allons passer en revue quelques cas de notre

pratique qui viendront comme preuve à l'appui de ce que nous avançons, démontrant d'une part son excellence et de l'autre son application infiniment variée, trop peu étudiée jusqu'à présent.

Commençons par le cas représenté fig. 41. Il s'agit du haut chez une jeune fille âgée de 14 ans dont les deux petites incisives étaient trop sorties, empiétant sur les grandes. Nous avons soumis ce cas (très fréquent) à plusieurs de nos confrères, leur demandant de bien vouloir nous dire comment ils s'y prendraient pour faire rentrer à leur place ces deux dents qui se présentaient si disgracieusement en avant comme deux petites défenses.

Après mûre réflexion ils imaginèrent des appareils plus ou moins compliqués (comme nous du reste) mais ils négligèrent le moyen le plus simple que nous avons trouvé pendant que le redressement était en cours d'exécution, le voici : C'est le coton qui fut d'abord employé et changé tous les jours, bien tiré et calé entre les petites et les grandes incisives pour les en éloigner.

Pour l'introduire dans l'interstice, on plie donc le coton en entonnoir on fait d'abord passer le bout le plus mince, et l'on tire fortement.

La séparation une fois obtenue on prendra une rondelle élastique, on entourera d'abord une petite incisive, puis tirant l'élastique on accrochera l'autre du côté opposé en passant derrière les deux grandes (fig. 41). Cette pression égale des deux côtés, de l'un vers l'autre fit rapidement rentrer à leur place ces deux petites incisives dont la position était vicieuse.

Il est à remarquer que l'élastique ne tendra pas comme c'est le plus souvent le cas à trop monter vers la gencive, grâce aux talons des deux grandes incisives qui les en empêcheront intérieurement.

Pour les maintenir à leur place une fois l'alignement obtenu, il suffit de couper un petit ruban d'or à 22 carats de deux ou trois millimètres de largeur, de l'ajuster sur un modèle, de l'essayer dans la bouche, de le couper s'il est trop lâche, de le ressouder et cela jusqu'à ce qu'il rentre en forçant, faire en sorte que l'ajustement de ce ruban soit si parfait qu'une fois soudé, il tienne très bien de lui-même en ayant soin de le laisser légèrement plus étroit par en haut.

Qand ces deux bagues entourant avec précision chacune de ces petits incisives sont en place en bouche, on prend l'empreinte au plâtre ; on les retire, très délicatement pour ne pas les déformer ; on retrouvera facilement leur place, la soudure se trouvant toujours en dedans.

Il ne faut pas négliger avant de couler le plâtre de les enduire d'un peu de cire à l'intérieur, pour qu'elles puissent sortir du modèle ; le modèle une fois terminé pour empêcher que ces deux dents ne reprennent leur position primitive, il suffit de souder par un petit point au milieu du côté lingual de chaque bague, un fil d'or à 18 carats s'appliquant derrière et jusqu'au milieu de chaque dent voisine.

On fixe ensuite chacune de ces bagues au ciment l'une après l'autre, une fois par quinzaine on devra les vérifier.

Huit mois plus tard ces bagues furent enlevées quoique peu après cette dernière opération l'articulation des dents correspondantes du bas les chassât de nouveau légèrement en avant, elles se maintinrent ensuite très bien en place, et voilà six ans. Le

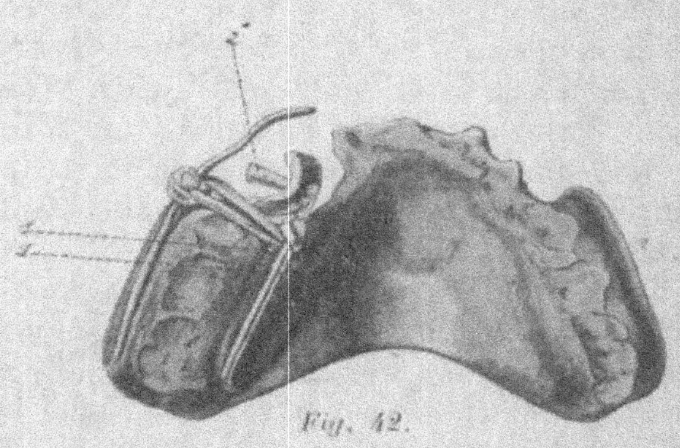

Fig. 42.

résultat donna donc entière satisfaction à la personne et à son entourage, nous doutons qu'on puisse l'obtenir d'une façon plus simple.

La fig. 42 est l'appareil qui a servi a une jeune fille de seize ans, dont les dents étaient toutes très courtes.

D'un côté la canine qu'on désespérait de voir paraître venait de percer depuis environ deux mois, mais en partie derrière la petite incisive, qui elle-même depuis quelque temps avançait trop.

Cette canine très courte, dont la cheville 2 fig. 42 recouvrait toute la hauteur, n'était pas visible tant elle était rentrée, ne pouvait se mettre à sa place pour deux raisons : La dent antagoniste en bas la heurtait du dehors en dedans, puis d'un millimètre environ elle butait sur la petite insicive ; cette brèche qui existait depuis longtemps déjà entre cette dernière dent et la prémolaire était d'un effet désagréable et désolait la jeune fille.

Le cas bien expliqué, voici maintenant comment l'appareil fut mis en action. Il s'agissait du même coup de mettre plus en arrière puis de sortir la canine et de rentrer la petite incisive.

L'appareil est une plaque en caoutchouc munie de deux fils d'or rond faisant ressort, mobile par conséquent, tenant par leur partie postérieure ferme dans le caoutchouc.

Ces deux ressorts en or indépendants sont tirés l'un vers l'autre par une bande élastique dont les deux anses ont été passées à l'aide d'un fil de fer à attacher plié en deux, dans les deux petits trous percés dans le caoutchouc et indiqués par la ligne pointillée 11.

Ces deux anses ont ensuite été tirées l'une après l'autre, par-dessus la cheville en caoutchouc indiquée par la ligne pointillée 2. De plus deux petits trous semblables furent percés en dehors (face jugale) où également fut passée une rondelle élastique du dedans en dehors.

Chaque anse fut ensuite passée par-dessus le ressort extérieur, enfilée l'une dans l'autre et l'anse passant à travers restée libre, passée par-dessus le bout de caoutchouc contenant la cheville.

Les premiers jours cette cheville avait à peine un millimètre de longueur, appuyait sur le côté de la canine pour la pousser un peu en arrière, et dans la suite vers le milieu seulement.

Elle fut peu à peu allongée au point représenté en 2 fig. 42.

L'appareil est représenté hors la bouche à l'état de repos, une fois mis en place l'élastique qui relie les deux fils d'or exerce une double pression à l'extérieur sur la petite incisive trop sortie, en dedans contre la canine et d'autant plus accentuée que la cheville était rendue plus longue.

Il s'agissait de pousser cette canine si résolument en avant que même si elle avait quelque velléité de rentrer de nouveau elle ne puisse plus passer en dedans de celle du bas; ce qui nous épargna l'appareil de maintien, car c'était surtout la poussée de cette dernière qui faisait sortir la petite incisive. Étant donné que toutes les dents en haut étaient très courtes, que la canine en cause formait une pointe dépassant la gencive à peine de deux millimètres, on conviendra que le résultat a été satisfaisant vu que la jeune fille ne dut porter l'appareil que deux mois et demi environ, que cette canine invisible avant le traitement se plaça peu à peu absolument comme celle de l'autre côté et remplit très heureusement le vide.

Voilà ce que nous écrivions dans les précédentes éditions, pour les cas très simples que chaque dentiste peut entreprendre avec succès.

Mais quand il s'agit de mobiliser un plus grand nombre de dents, nous croyons d'après notre expérience personnelle de ces dix dernières années, sur de nombreux appareils de redressement, que ceux préconisés par le Docteur Angle offrent le plus de chance de réussite dans la plupart des cas.

Nous pensons aussi que ceux-là qui ont passé jeunes quelques années consécutives au laboratoire, à fabriquer des appareils de prothèse et qui en connaissent la technique, seront à même de les mener à bonne fin, mieux et avec moins de mal que ceux qui n'auront fait là-dessus que des études théoriques.

Au début de l'adoption de ses appareils nous avons eu quelque peine à les placer, puis peu à peu nous nous familiarisions avec ses énormes difficultés du début, et les résultats obtenus, surtout par les ligatures métalliques, nous nous enthousiasmions, nous nous passionnions même en entrevoyant à quel point un orthodontiste peut transformer une bouche d'un aspect désagréable en de belles rangées de dents régulières d'une harmonie en rapport avec les traits du visage.

Donc nous obtenions tout ce que nous voulions avec son arc d'expansion, ses bagues et ses ligatures, mais quand il s'est agi de conserver le résultat obtenu, les déboires commencèrent.

Le docteur Angle glisse un peu trop, n'insiste pas

assez dans son livre sur les difficultés que l'on rencontre, pour rendre définitifs les résultats si brillamment obtenus.

D'après lui une fois, les dents replacées en rapports normaux, surtout les molaires, il suffit d'un appareil de maintien bien conçu, qui retienne les dents dans leur nouvelle position, jusqu'à ce qu'une nouvelle formation osseuse soit achevée, et qu'un alvéole parfait se soit reformé autour d'elles.

La durée de la rétention, dit-il, peut aller de quelques jours à une ou deux années et même plus dans quelques cas, même cette durée peut être indéfinie.

Dix années d'application de sa méthode me permettent d'avancer aujourd'hui que la rétention ne doit pas seulement dans quelque cas être indéfinie, mais dans tous les cas de sa classification II et III ses divisions et subdivisions.

Nous croyons devoir insister là-dessus, de mettre en garde l'orthodontiste et de lui démontrer à quel point, la nature dans la plupart des cas est entêtée à reproduire la difformité qu'on a eu tant de peine à corriger.

Que de fois nous avions rétabli au bout d'un long travail l'articulation normale des cuspides des molaires et nous nous croyions par ce fait au bout de nos peines, pensant que chaque cuspide des molaires tombant bien à leur place de l'arcade correspondante, il n'y avait plus qu'à appliquer un appareil de maintien pour donner à une nouvelle formation

osseuse des alvéoles le temps de se reformer, pour
que le résultat devienne définitif.

Eh bien non, nous avons maintenu longtemps,
deux ans et même trois, des appareils successifs de
maintien, car l'orthodontiste intervient chez un
jeune sujet en plein développement, dont les pro-
portions grandissent quelquefois beaucoup de six
mois en six mois.

Le docteur Angle a bien imaginé l'éperon comme
appareil de maintien pour retenir dans leur nouvelle position les molaires, mais pour les dents du
devant c'est généralement à un appareil fixe de
maintien qu'il conseille d'avoir recours.

Il fait bien voir dans son livre, le cas d'un résultat magnifique, trois ans après l'enlèvement des appareils, il veut dire sans doute, tout de suite après
la supression des appareils de rétention.

Dans notre pratique nous avons constaté pour les
classes II et III, que même après ce laps de temps
consacré après le redressement à la rétention, il
était peu prudent d'abandonner le sujet sans lui
faire porter au moins la nuit un appareil de maintien, au risque de voir l'irrégularité reparaître peu
à peu, ou du moins en grande partie.

M. Emmanuel Gallavardin de Lyon, habile orthodontiste constate dans son livre sur l'Orthodontie
« De quelques résultats » constate cette tendance à
la régression d'une dent, chez une jeune fille qui se
manifesta encore après cinq ans de rétention suivie.

En résumé, la nature persiste dans la plupart des

cas à refaire le caractéristique des arcades qui tient souvent à une cause d'atavisme, cela dit pour les classes II et III de son livre.

Pour la classe I ses divisions et ses subdivisions, le retour de l'irrégularité primitive est moins difficile à combattre.

L'on peut donc avec les appareils d'Angle corriger

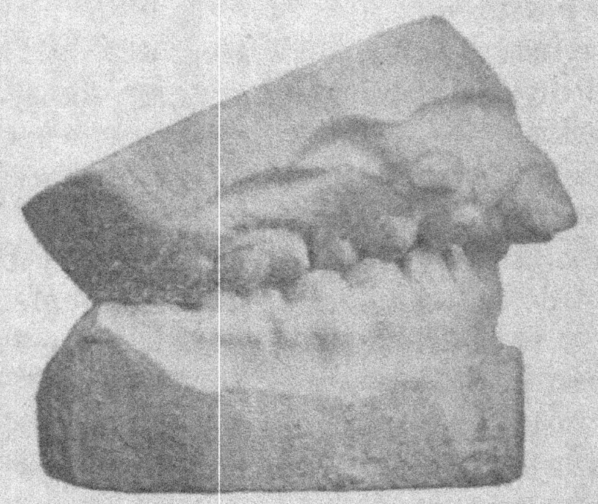

Fig. 43.

toutes les irrégularités, mobiliser les dents dans tous les sens que l'on désire, mais pour maintenir le résultat il ne faut pas perdre de vue le sujet au moins jusqu'à l'âge de vingt ans, en lui faisant porter au moins la nuit, un appareil de maintien qui sera changé au fur et à mesure de son développement.

Un appareil fixe de maintien peut être admissible

pour les six premiers mois qui suivent l'enlèvement des appareils de redressement, mais on ne saurait vouloir imposer surtout à une jeune fille, pendant tant d'années nécessaires au maintien du résultat, un appareil fixe de tant soit peu d'étendue qui serait du reste antiphysiologique.

Un appareil qu'elle pourra enlever, bien fait en vulcanite et or, porté la nuit seulement, renouvelé

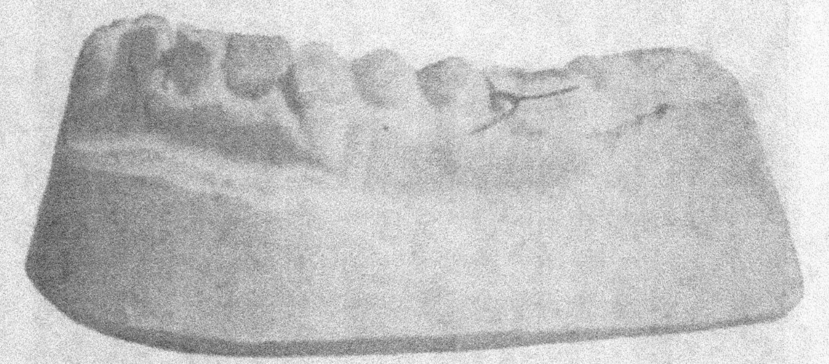

Fig. 44.

tous les ans ou quand il n'ira plus, conviendra mieux.

Quand il aura reconnu cette vérité de la grande difficulté de conserver le résultat obtenu, traité d'une façon trop optimiste dans l'ouvrage du docteur Angle, l'orthodontiste s'évitera les cruels déboires de l'auteur de ces lignes.

A l'appui de tout ce que nous venons d'exposer, voici maintenant deux cas très graves de malocclusion parmi ceux que nous avons eu à traiter.

Mademoiselle X, onze ans. On avait négligé d'extraire la petite incisive temporaire alors que la petite incisive permanente perçait derrière elle, il en résultait que peu à peu elle avait occupé la place de la canine, se trouvant par le fait de la dent temporaire

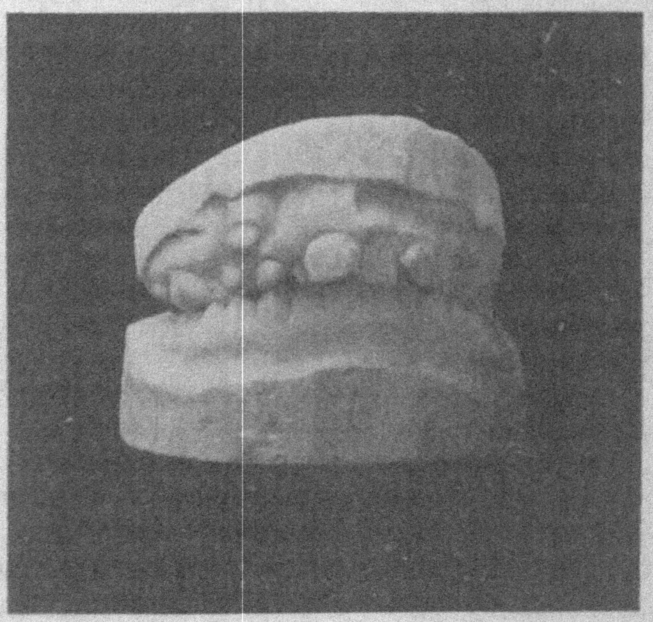

Fig. 43.

éloignée, d'autant de la grande incisive permanente qu'elle devait toucher.

L'on voit très bien dans la fig. 43 au-dessus d'elle, la canine qui malgré la poussée qu'exerçait sur elle la nature pour la caser, ne pouvait descendre.

Après examen la petite incisive temporaire fut
extraite et trois mois après et sans intervention la
petite incisive permanente avait glissé considérablement à sa place vers la grande, cette dernière par le

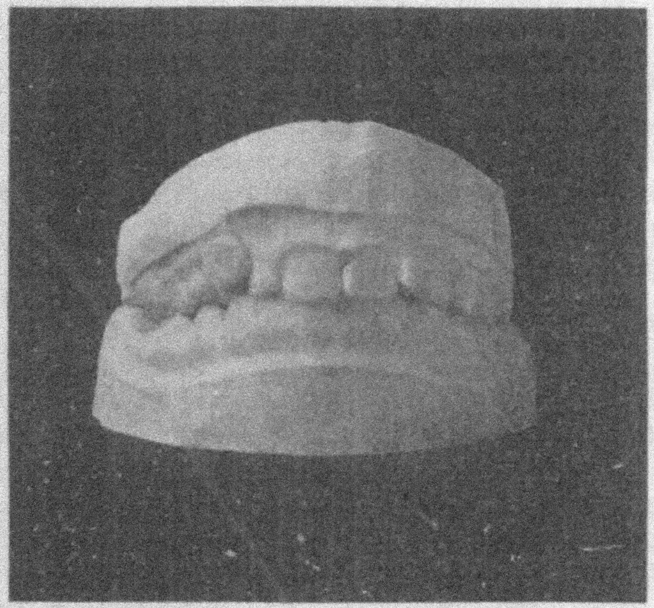

Fig. 43 bis.

fait de ces différentes pressions exercées sur elle,
avait été chassée d'environ 12 millimètres en avant
de celles du bas fig. 43. L'effet de cet écart sur sa
physionomie était désastreux. Des arcades d'expansion d'Angle furent ajustées en haut et en bas. Les

dents étaient si serrées qu'il nous fut impossible de poser les bagues à la première séance.

Le docteur Angle dit bien, que quand il n'y a pas de séparation il faut en faire, mais il ne dit pas comment.

Voilà ce que nous avons trouvé et c'est la seule chose qui fut faite à la première séance.

Un fil de ligature, le plus gros, fut passé en le descendant bien bas vers la gencive, et avec un peu de patience on arrive à le passer entre l'espace triangulaire toujours existant. Il n'y a qu'entre les deux dernières molaires en haut qui ne sont généralement pas au même niveau, que c'est un peu difficile, l'espace triangulaire étant quelquefois très haut, mais si le fil, comme c'est généralement le cas, perce un peu dans le palais, cela ne fait rien, la douleur est insignifiante et l'on peut ensuite croiser les deux extrémités en avant et serrer vers soi: avec une pince plate ordinaire vous tordez donc hardiment le fil comme le représente la fig. 44 jusqu'à ce que vous sentiez qu'il tient ferme dans l'interstice.

Vous le coupez ensuite pour en laisser environ 6 millimètres, que vous pliez ensuite soigneusement autour de la dent vers la gencive, pour que la joue ne l'accroche pas.

A la deuxième séance on retord encore plus fortement s'il y a lieu, trois ou quatre jours après l'on peut, l'espace étant suffisant, poser les bagues d'encrage.

Pour en revenir à notre cas et avec deux séances

par semaine les dents furent amenées au bout d'un
an au résultat fig. 45 et 45 *bis*.

Ce n'est pas le rêve, mais nous avons craint que

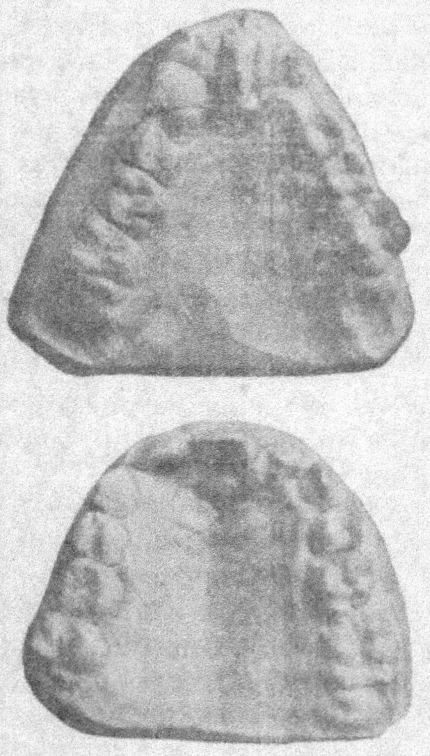

Fig. 46.

les bagues portées plus longtemps n'amènent une
décalcification de l'émail des molaires. On remarquera que la grande incisive dont l'écart en avant

de celles du bas était de 12 millimètres touche maintenant ces dernières, l'autre grande incisive si rentrée occupe sa position normale.

Fort de notre expérience, nous restons persuadés que du jour où elle ne porterait plus l'appareil de contention du bas, le seul qu'elle porte à présent la nuit. Nous sommes persuadés que quelques-unes des dents antérieures du bas, quoique maintenant parfaitement régulières et se touchant, seraient rejetées peu à peu en arrière par la tendance de la grande incisive qui était si rentrée, à reprendre sa position primitive, que cette dernière les refoulant peu à peu rentrerait de nouveau pour voir sa voisine passer de nouveau par dessus elle.

C'est pour cela que nous n'avons pu assigner aux parents la durée du port de cet appareil, d'ailleurs peu encombrant.

Voici un autre cas curieux en ce sens que le sujet, opéré à l'âge de quatre ans d'une division congénitale, un morceau du maxillaire n'avait pu être réuni, était resté mobile, on voit dans la fig. 46 que le palais en se rétrécissant à la suite de l'opération l'avait rejeté en avant, il remuait du reste dans tous les sens, était adhérent à la lèvre.

Le palais nous paraissait avoir été très bien réuni, mais tout de même nous faisions observer aux parents, qu'il faudrait agir avec une grande prudence en l'élargissant, de crainte de le voir de nouveau se diviser.

Plusieurs de nos confrères pour cette raison n'avaient pas cru devoir l'entreprendre.

Le patient âgé de dix ans quand il nous fut présenté; nous entreprenions le traitement, tout en élargissant le palais au moyen de l'arcade d'expansion d'Angle, nous y fixions le morceau mobile pour pouvoir faire à la grande incisive tournée, la rotation sur l'axe.

L'arcade d'expansion ne fut élargie qu'avec infiniment de précautions, et au fur et à mesure que le palais s'élargissait nous fûmes heureux de constater, que le morceau du maxillaire mobile se mettait à sa place.

L'incisive fut tournée comme on le voit dans la photographie du modèle et si l'on veut bien mesurer la distance qu'il y a maintenant entre les deux canines sans que le palais se soit de nouveau divisé, on conviendra que ce résultat fut satisfaisant mais il ne fut obtenu qu'au bout de quatorze mois.

Pour le maintien du résultat, un appareil de contention en vulcanite et étais en or fut appliqué, quoique à la suite le palais se soit malgré tout légèrement rétréci, ce que nous avions parfaitement prévu en l'élargissant un peu plus qu'il ne fallait.

Tout dans la suite, resta comme nous l'espérions.

On sait maintenant que dans tous les cas de division congénitale, le palais a toujours une tendance à l'atrésie, il sera prudent qu'il porte toujours, au moins la nuit un appareil de maintien.

Malgré qu'il a déjà été beaucoup écrit sur la malocclusion, nous avons cependant estimé que ces deux cas à l'appui de beaucoup d'autres, peuvent démontrer la toute puissance de l'orthodontiste à la corriger, mais dans le cas de mobilisation générale des dents, il reste encore à trouver un moyen plus efficace de contention pour rendre plus certain le résultat définitif.

CHAPITRE XIII

Raccommodages.

La plupart des dentistes, quand une dent vient à se briser, soit à une pièce en or ou en caoutchouc ont l'habitude de faire une soudure ou une cuisson, et cependant cela n'est que rarement nécessaire, comme nous allons le démontrer.

Remplacement d'une dent cassée à une pièce en vulcanite.

En principe, les dents sont fixées à la vulcanite par des crampons de platine, pliés à droite et à gauche, ou terminés à leurs extrémités par deux petites têtes qui les y maintiennent si ferme qu'elles ne s'en détachent presque jamais. Si donc il est possible de remettre une nouvelle dent avec des crampons rivés également en forme de têtes, pourquoi soumettre la pièce à une nouvelle cuisson qui la déforme et la rend beaucoup plus cassante?

C'est qu'il est très difficile de percer deux trous

exactement à la place désirée, parce que les crampons occupent presque toujours l'endroit que le foret devrait traverser, le font, par leur résistance, dévier et s'enfoncer à côté dans la vulcanite, détruisant ainsi l'exactitude du forage, condition essentielle pour la réussite, car il faut qu'il soit tel que la dent une fois en place tienne avant même d'en avoir rivé les crampons.

L'auteur a imaginé pour y arriver un petit outil-

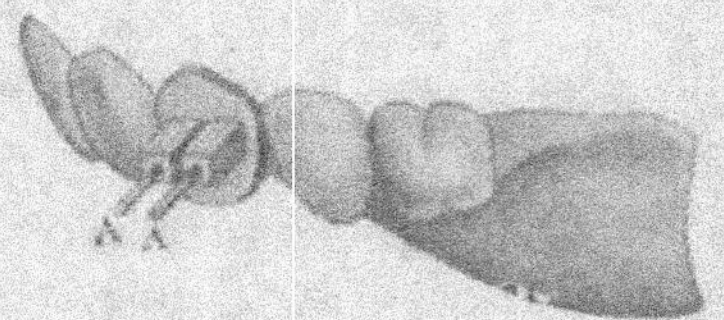

Fig. 47.

lage très simple, que chaque mécanicien pourra se fabriquer lui-même. Le voici :

Avec un foret de White bien trempé, monté sur le tour de l'atelier, correspondant au calibre des crampons, vous percez au milieu d'un vieux rifloir à caoutchouc deux trous à deux millimètres de distance l'un de l'autre ; après les avoir percés de part en part, en y mettant souvent de l'huile, vous sciez et limez ensuite le métal pour obtenir deux carrés dans lesquels rentreront exactement les crampons ; vous les façonnez de sorte qu'il puissent être introduits l'un à côté de l'autre, même pour une petite incisive. Les deux petites formes carrées de la fig. 47, ques nous appellerons plus loin les deux guides, représentent mathématiquement celles dont nous nous servons ; mais une fois achevées, si c'est du fer, pour leur donner de la trempe, vous les chaufferez et les enfoncerez d'abord dans du ferrocyanure, de potassium, qu'on trouve chez tous les droguistes.

Vous les réchaufferez ensuite au rouge et les tremperez dans l'huile ; grâce à l'action du ferrocyanure ils seront durs comme du verre comme il convient ; s'ils sont en acier, le ferrocyanure est inutile pour qu'ils remplissent bien le but. Il est nécessaire d'en avoir une deuxième paire, dont on aura limé à chaque un côté presque jusqu'au trou pour pouvoir être introduit au besoin même dans les crampons d'une dent de petite dimension dont les crampons sont rapprochés l'un de l'autre d'un millimètre.

Vous choisirez ensuite un long foret qui y rentrera exactement, et les dépassera de quatre millimètres environ ; ce dernier devra être monté sur le tour de l'atelier, ou mieux encore, sur le petit tour à fraiser ; voilà tout l'outillage désiré qu'on pourrait, au besoin, commander à un fabricant d'instruments.

Si donc une dent vient à se briser sur une monture en vulcanite, vous enlevez les débris de porcelaine, ainsi que les rivets des crampons qui dépassent le caoutchouc, et les égalisez bien à la lime ; vous choisissez ensuite une dent appropriée au cas. Dans une plaque d'aluminium d'environ un millimètre d'épaisseur vous percez à la fois, avec le perforateur du docteur Young de chez Ash et fils, les deux trous

dans lesquels la dent rentrera avec une grande précision, vous en dessinerez sur la plaque le contour avec
une onglette et vous le découperez ; vous remettrez
la plaque contre la dent et limerez de l'aluminium
tout ce qui la dépasse; vous aurez ainsi exactement
son contour. Mais comme celle que l'on a choisie
est généralement plus longue qu'il ne convient et par
conséquent la plaque d'aluminium ajustée sur elle,
il faut la plier un peu au-dessus des crampons, vers
l'endroit et en dehors de la gencive, pour qu'on
puisse la mettre en place.

Mettant un peu de cire collante contre le caoutchouc de la dent à remplacer, vous y appliquerez la
plaquette percée de ses deux trous, que vous mettrez
en cherchant, exactement dans la position que doit
occuper la dent, dont elle est, du reste, la copie fidèle.
Après être sur que vous l'avez bien trouvée, avec
de la cire collante vous la fixez ferme tout autour
contre la vulcanite; prenant alors une tige d'acier
d'environ un centimètre de longueur dans laquelle
vous aurez fait glisser un guide, vous la ferez pénétrer dans le trou de la plaque d'aluminium, et ferez
glisser contre elle le guide que vous fixerez légèrement
avec de la cire.

Vous en ferez autant du deuxième ; la fig. 47 représente la plaquette d'aluminium et les guides fixés
sur elle. Grâce aux longues tiges, vous pouvez très
bien vous rendre compte de la direction qu'auront
les futurs trous; il faut que les guides soient, comme
le représente la figure, au même niveau, nous vou-

lons dire qu'il ne faut pas qu'un soit plus haut que l'autre et que les angles se trouvent exactement l'un en face de l'autre; de plus, les tiges d'acier doivent être bien parallèles.

Après vous être assuré de tout cela, vous mettez la pièce en plâtre, en ayant soin d'en recouvrir d'une forte épaisseur les guides, ainsi qu'une partie des tiges A A qui dépassent; quand il sera devenu très dur, vous enlèverez ces dernières et vous ferez tomber au fond de chaque trou un peu d'huile; montant alors le long foret de White préparé à cet effet sur le petit tour à fraiser, vous le ferez pénétrer jusqu'au fond et commanderez à l'apprenti qui en tiendra la corde de le faire marcher rapidement.

Vous aurez chaque fois le sentiment que vous avez traversé la monture quand vous sentirez le foret s'enfoncer dans le plâtre et contrairement à ce qui se passerait sans ce petit outillage, s'il vient à rencontrer le crampon de platine, il le traversera sans dévier de part en part; vous enlevez ensuite, après l'avoir trempé dans l'eau, le plâtre; en prenant garde de ne pas égarer les deux guides que vous mettez de suite dans une boîte, vous nettoyez avec une brosse et une mince tige d'acier soigneusement les deux trous et vous y passerez la dent. Si tout a été bien mené, elle devra y rentrer avec une telle précision qu'elle tiendra de suite ferme : on l'ajuste au rouge, on enlève ensuite le caoutchouc, derrière, jusqu'à ce que les extrémités des crampons paraissent environ d'un demi-millimètre.

La fig. 48 représente la dent mise en place, au moment où, terminée, on va en river les crampons, elle tient déjà assez ferme ; on l'appuie ensuite sur une masse de cire quelque peu ramollie ; au moyen d'un petit instrument à pointe mousse sur lequel l'apprenti frappera légèrement et rapidement, vous en rivez les crampons, de façon à ce que les extrémités soient assez larges pour qu'à la fin chaque coup de marteau forme autant de coin venant s'enfoncer dans la vulcanite, formant ainsi une tête assez résis-

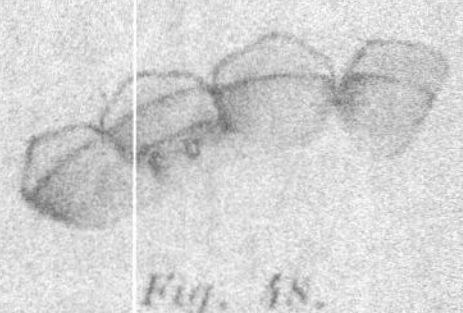

Fig. 48.

tante pour être aussi solide que si on avait soumis la pièce à la vulcanisation, la fig. 49 représente deux dents reposant devant sur une gencive en caoutchouc remplacées par ce procédé et qui ont tenu pendant onze ans.

Cependant beaucoup de mécaniciens n'auront pas la patience de prendre toutes les précautions ci-dessus indiquées, ils auront alors la plupart du temps deux trous trop grands, dans lesquels la dent jouera quelque peu et pour tout de même avoir quelque chose de solide on pourra plier à droite et à gauche avec une pince plate très longue l'extrémité des crampons, fig. 48. Mais après avoir dégagé le caoutchouc pour qu'ils le dépasse au moins d'un tiers de leur longueur.

Après l'avoir enduite de ciment Harward prenant ensuite une serviette pliée en quatre que vous appuyez contre la dent de porcelaine pour la préserver, avec cette pince vous cherchez d'une main légère à les plier contre le caoutchouc à l'endroit où vous leur aurez ménagé de la place, en faisant glisser la pince plusieurs fois sur l'extrémité des crampons.

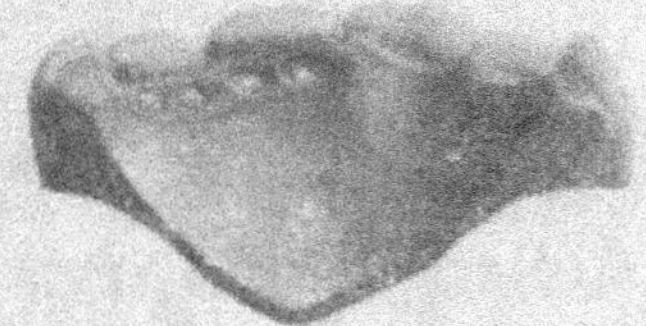

Fig. 49.

Pour achever de la rendre tout à fait solide vous l'appuyerez sur un peu de cire ramollie et riverez tout autour les crampons que vous aurez limés légèrement en perdant.

Si donc les crampons sont pliés à droite et à gauche et rivés, formant un petit biais en sens opposé de chaque côté dans le caoutchouc, on comprendra qu'étant quelque peu récrouis ils ne céderont pas et malgré que les trous aient été rendus trop grands, la dent se cassera plutôt que de se détacher.

Ce n'est que lorsque les dents de l'appareil seront très courtes, ou bien quand il y aura un bout de caoutchouc brisé en même temps que la dent que vous serez obligé de recuire la pièce.

Une personne portant une pièce presque complète vient-elle à perdre une dent naturelle, si le cas est pressant, on peut après avoir extrait la dent ou limé la racine restante, tailler dans le caoutchouc de chaque côté une coulisse, coller avec de la cire additionnée de résine une dent que l'on ajuste directement dans la bouche; on la fait fermer plusieurs fois, et quand on s'est assuré que tout va bien, sortir le tout avec précaution et mettre la pièce directement en plâtre.

Après avoir enlevé la cire, on peut alors faire fondre un peu d'étain, le couler dans le vide, et pendant qu'il est encore assez liquide, appuyer dessus un petit linge qui l'obligera à pénétrer partout. Le caoutchouc n'en sera nullement détérioré.

Si la préparation du caoutchouc a été intelligemment faite et que les deux voisines sont également artificielles la dent tiendra ainsi, très solidement.

Autre méthode pour remplacer une dent cassée.

Son avantage, c'est qu'on peut sans cuisson remplacer n'importe quelle dent du devant quelle que soit l'épaisseur de la monture de caoutchouc, sans avoir besoin de le diminuer, face linguale, comme dans la première méthode.

Après avoir pris l'empreinte et l'articulation de
la dent cassée, coulé les plâtres, etc., etc., vous
plaquez en or la dent que vous avez choisie, en
tournant sur les côtés les crampons, qui après avoir
été limés en perdant doivent toujours conserver à
droite et à gauche un petit biais empiétant sur la

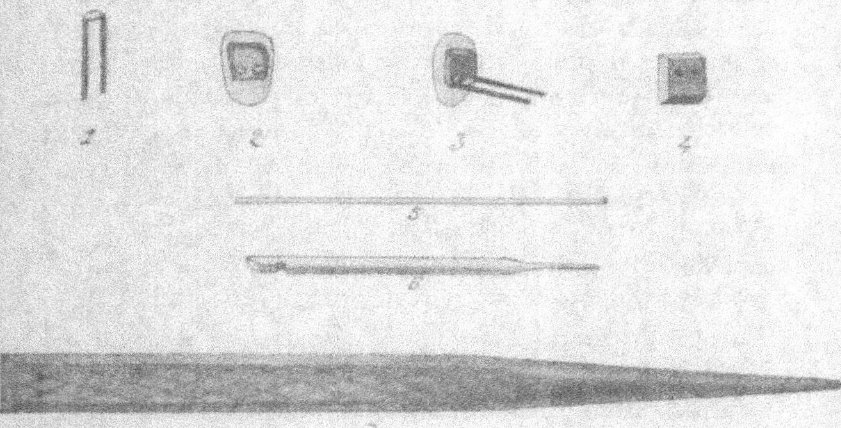

Fig. 50.

plaque très bien représentée fig. 50, dessin 2 pour
qu'ils ne puissent jamais s'en détacher.

Cette plaque doit être aussi réduite que possible
au-dessous des crampons, même encore un peu plus
que celle représentée fig. 50, dessin 2, plus elle sera
réduite à cette place à la cisaille, moins vous aurez
à tailler du caoutchouc pour la mettre en position,
cela vous permettra surtout de conserver intact

l'utile épaulement de caoutchouc correspondant au bord gingival sur lequel il faudra bien ajuster la dent.

Donc, après avoir enlevé un peu du caoutchouc pour faire de la place à la plaque de la dent et aux rivets des crampons, et l'avoir bien ajustée, vous mettez la dent de côté et vous percez un premier trou dans toute l'épaisseur de la monture en caoutchouc, un peu au-dessous de l'endroit correspondant aux crampons. Vous enfilez ensuite dans ce premier trou le mandrin d'acier 5 qui y tiendra très bien et sur lequel vous faites glisser par un de ses trous, l'épaisse plaque d'acier 4. Vous pouvez au besoin fixer ensuite cette dernière au caoutchouc avec un peu de cire collante, vous passez le foret 6 monté sur le tour à fraiser à travers le deuxième trou resté libre de la plaque 4, et vous commencez résolument à le percer mais à moitié seulement.

Vous faites glisser ensuite la plaque d'acier devenue inutile et encombrante hors du mandrin que vous laissez en place; vous n'avez plus alors qu'à continuer à percer le deuxième dans la direction parallèle au mandrin.

Pour plus de précaution, vous pouvez achever de percer le deuxième avec un foret d'un plus petit calibre; puis ayant mis une épingle ordinaire du commerce dans ce trou, vous regardez si ces deux tiges, mandrin et épingle, sont bien parallèles, et s'il y a le moindre écart dans la direction, il est alors facile de le corriger avec le foret du calibre définitif.

Vous faites ensuite entrer la petite broche (il faut toujours en avoir quelques-unes de toutes prêtes). Pour la fabriquer, on rapproche les deux extrémités d'un fil de maillechort (métal qui convient bien) à une distance un peu moindre que celle représentée par les deux trous légèrement évasés par le côté quadrillé du dessin 7, fig. 50, car en frappant le maillechort s'élargit quelque peu.

Quand vous aurez introduit dans ces trous le fil replié du maillechort, vous appuyez l'extrémité de la plaque 7 sur un tas d'acier et avec un marteau vous aplatissez ce qui dépasse pour obtenir exactement la broche représentée fig. 50, dessin 1. Comme on le voit ou elle a été frappée elle est légèrement plus large au milieu. Vous l'ôtez, vous la remettez pour que les bouts soient bien parallèles et qu'elle rentre facilement dans les trous des plaques 4 et 7 qui sont les mêmes et qui proviennent d'une précelle de White hors d'usage. Voilà pour la fabrication de la broche.

Pour pouvoir l'entrer bien en place, vous enlevez entre les deux trous percés de la monture un peu de caoutchouc, pour qu'elle puisse complètement s'y enfoncer et être bien à fleur. Comme elle est longue vous l'entrez, la sortez plusieurs fois, en ayant soin que les deux bouts restent bien parallèles, pour que vous n'ayez aucun effort à faire pour la retirer.

Vous enduisez alors d'un peu de cire collante la petite place aplatie du maillechort, qui doit rentrer en contact avec la dent plaquée qui elle-même à cet endroit a été garnie d'un peu de cire collante; vous fixer bien l'une sur l'autre.

Après l'avoir laissée refroidir, vous poussez par derrière tant que vous pouvez les deux tiges de la broche laissées longues à cet effet que vous achevez de pousser complètement à l'aide des extrémités d'une petite broche semblable; la dent ne sera pas dérangée et aura à ce moment l'aspect représenté fig. 50, dessin 3.

On met en plâtre et on soude; on introduit ensuite la dent munie de sa broche en place, en l'enduisant d'un tout petit peu de rouge; on enlève des parties tintées du caoutchouc avec l'échoppe pour faire de la place à la soudure.

Si tout va bien on la remet. Avec un petit couteau un peu chauffé qu'on essaie préalablement sur un bout de vulcanite, vous l'appuyez contre les endroits du caoutchouc qui n'appliqueraient pas parfaitement à la dent plaquée, vous l'appliquez ensuite sur les trous face linguale pour en réduire l'ouverture; si bien que pour remettre la dent en place vous ayez à la pousser un peu fort; et pour rendre cette réparation bien aseptique vous enduirez cette dernière d'un peu de ciment Harward; à ce moment tout à l'aspect représenté fig. 51.

Vous tournez ensuite les tiges de maillechort, l'une à droite l'autre à gauche bien vers le caoutchouc; comme elles sont restées très longues cela est d'autant plus facile; vous coupez ce qui dépasse; la dent tient alors déjà très bien; avec une serviette appliquée sur la dent vous pouvez encore avec la pince bien appuyer sur les extrémités contre le caoutchouc; vous égalisez bien à la lime et vous achevez en mettant la dent sur un gros bloc de cire et en rivant à l'aide de quelques coups de marteau.

Il faut enfin s'arranger à ce que ces rivets soient semblables à ceux représentés fig. 50, dessin 2.

On polit, on brunit, car la surface linguale des

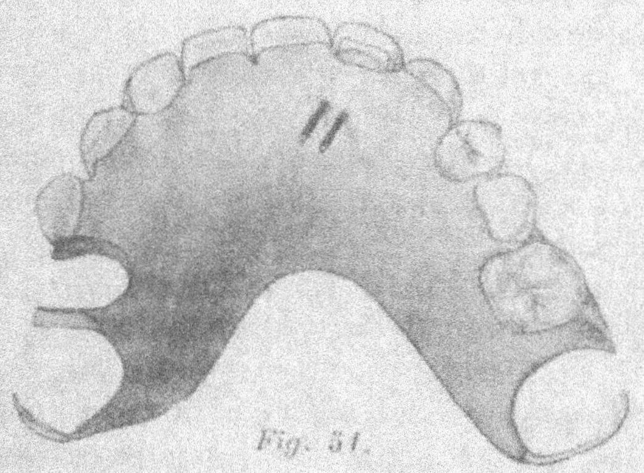

Fig. 51.

crampons de maillechort doit être absolument lisse, ce dont il est facile de s'assurer en promenant son petit doigt tout autour; vous avez alors une dent très bien fixée qu'il est facile au besoin d'essayer en bouche avant de la souder, toutefois après avoir pris la précaution de bien la sécher en cet endroit.

Si c'est pour une dent du bas les trous se percent alors dans le sens vertical et cette même broche peut servir.

Le fait de pouvoir remplacer une dent cassée en deux heures tout au plus, alors qu'il en aurait fallu au moins le double par le procédé ordinaire, fera que celui qui aura essayé de ce procédé en obtiendra entière satisfaction.

Cette méthode devient plus facile encore à appliquer quand il s'agit de remplacer les bicuspides et les molaires.

Une bicuspide en porcelaine vient-elle à se casser, il vaut mieux la remplacer par une façade avec un talon de caoutchouc et pour donner plus de force à ce dernier faire à l'échoppe la place nécessaire dans la vulcanite ; on la perce, on plaque la dent, on y soude la broche, on remet tout en place et on remplit en cire le vide.

On forme le talon de caoutchouc, on pousse le tout soigneusement dehors et on vulcanise.

Si tout a été fait minutieusement, après l'avoir bien nettoyée, enlevé les barbes et mise en place, il n'y a plus qu'à tourner les tiges de maillechort à droite et à gauche et limer à fleur, river et polir.

Si c'est une molaire avec talon de porcelaine qui vient à se casser, il vaut également mieux la remplacer par une façade de porcelaine et talon de caoutchouc qui sera plus solide ; mais là il n'y aura pas besoin de la plaquer.

On perce les deux trous, on enlève de la vulcanite pour faire de la place et donner de la force au nouveau caoutchouc, dans lequel la nouvelle dent devra tenir ; on met la broche, qu'on enfoncera, à dessein pas complètement, on huile et remplit le vide avec de la cire en formant le talon, avec de la cire collante, on y joint la façade de porcelaine dont on aura préalablement tourné les crampons; l'aspect sera alors celui de la fig. 51 mais la broche au lieu d'être soudée à une plaque tient tout simplement dans la cire.

On pousse ensuite le tout dehors et on vulcanise, etc., etc.

Ce sera là une réparation facile, très solide et qui aura rendu inutile de recuire toute la pièce, tout en ne demandant guère plus de temps. En résumé, ayez soin d'avoir sous la main dans une boîte de fer-blanc des petites broches toutes prêtes, un outillage bien organisé pour percer deux trous parallèles, toujours pareils dans lesquels viendra rentrer exactement la petite broche à laquelle vous pourrez assujettir une dent dans n'importe quelle position.

Remplacement d'une dent cassée à une monture en or.

S'agit-il d'une monture en or, le procédé sera celui décrit pour une monture en vulcanite; grâce au contour de la plaque d'aluminium exactement percée et aux guides, vous arriverez à forer les deux trous avec une grande précision; ce qui représente la grande difficulté pour que la dent tienne ferme et longtemps.

Cependant si le cas est pressant on peut se contenter après avoir percé les deux trous avec la pince de Young dans la plaque d'aluminium et l'avoir mise en plaque sur la dent choisie et bien limer tout ce qui la dépasse, on peut, dis-je, tout simplement coller avec la cire collante sur la monture en or cette plaque d'aluminium représentant la dent qu'on peut plier vers le bord gingival si elle n'entre pas bien en place, bien la mettre dans la position que doit occuper la dent, laisser refroidir, percer dans l'or deux trous correspondant à ceux percés dans la plaque d'aluminium.

Ce procédé peut aussi s'appliquer quand il s'agit de percer très exactement deux trous pour remplacer une dent cassée dans un Bridge-Work, inamovible; donc pour les cas ordinaires après avoir percé deux trous, vous creuserez dans le métal à droite et à gauche un sillon peu accentué pour loger en partie les crampons, ensuite comme nous l'avons dit précédemment vous plierez à droite et à gauche contre la plaque ces crampons, à l'aide d'une serviette pliée en quatre et en faisant glisser la pince plusieurs fois sur leurs extrémités.

Avec une lime ou une petite meule montée sur le tour à fraiser vous diminuez la longueur de chaque crampon en perdant, puis vous riverez tout autour, et pour achever de rendre le tout lisse vous passerez au brunissoir.

Ce procédé évitera la surprise désagréable de voir quelquefois céder le trop faible contour de la rivure quand il faut faire celle-ci sur le métal; il vaut donc mieux pour les pièces en or que celui de couper les crampons à un millimètre et de river ensuite tout autour.

En pliant à droite et à gauche les crampons alors qu'ils ont encore toute leur longueur, ils sont plus faciles à manier; vous êtes ensuite, il est vrai, obligé de les couper, mais il faut qu'il en reste à droite et à gauche un petit tenon de sens opposé, comme le représente le dessin 2, fig. 50 qui bien rivés tout autour rendront la dent solide; nous n'insistons pas sur l'avantage qu'il y a à ne pas être obligé de passer au feu une telle monture.

Remplacement d'une dent brisée à une pièce à gencive émaillée.

Quand d'un groupe de trois dents à gencive il vient à s'en briser une, nous ne conseillons pas de changer le bloc entier, d'abord parce que la plupart du temps on ne trouvera pas un morceau bien pareil à celui qui reste et aussi à cause de son ajustement qui, dans ce cas, est très difficile; il vaut donc mieux assujettir une dent ordinaire.

On enlève à la meule tout ce qui reste de la dent brisée, on fait même au niveau du commencement de la gencive un creux assez profond qui permettra de bien loger la dent; après l'avoir taillée à peu près on la fixe à l'intérieur avec un peu de cire et l'on

coule sur elle et les deux voisines à l'extérieur un
revêtement de plâtre ; après avoir enlevé le tout,
on enduira le bord gingival de vermillon, mais en
ayant soin de n'en mettre que très peu ; on remettra
le revêtement avec la dent en place et on appuiera
sur elle : les endroits marqués au rouge seront alors
habilement meulés, et pour y arriver, nous le répétons, il ne faut mettre que très peu de couleur

La dent une fois ajustée, vous la plaquerez :
découpant alors un morceau de cette même plaque

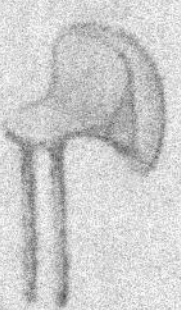

Fig. 52.

qui ira d'une part s'appliquer à la contre-plaquette
et de l'autre jusqu'au delà du commencement du
caoutchouc, on l'ajuste à la pince, puis on incrus-
tera le caoutchouc jusqu'à ce qu'elle soit bien à fleur,
pour que la langue n'en puisse sentir le commencement.

Il s'agit maintenant d'assujettir cette plaque à la
vulcanite et à la dent : pour cela on y perce un
trou à droite et à gauche avec la pince à percer ;
prenant alors un foret monté sur le tour, la plaque
étant en place, on perce de part en part le premier
trou, vous y faites glisser une tige d'acier un peu
longue du même calibre qui vous servira de guide

pour percer parallèlement le deuxième ; fabriquant alors deux tiges d'or entrant très exactement dans les trous, vous les souderez à la plaque, et quand cette dernière, munie de ses deux tiges, ajustera parfaitement, c'est alors seulement que mettant la dent avec son revêtement en position, vous enlèverez de cette monture tout ce qui pourrait la gêner de descendre bien à sa place.

Il ne reste plus après cela que de la fixer avec de la cire collante et après avoir enlevé le revêtement de voir si elle ajuste parfaitement à la gencive émaillée de mettre en plâtre et amiante et souder. La fig. 52 représente le tout terminé et comme pour tous les autres cas précédents on garnira le tout d'un peu de ciment Harvard et pendant qu'il est encore mou, bien mettre en place.

On diminuera ensuite les deux tiges jusqu'à ce qu'elles dépassent à peine la vulcanite et on les rivera ; cette manière de faire très solide nous a toujours tiré d'embarras ; nous ajouterons que si tout a été fait avec soin, l'endroit de la dent s'appliquant dans la gencive est à peu près invisible.

CHAPITRE XIV.

Outillage.

Nous ne parlerons pas des pinces, limes, grattoirs, échoppes qui se trouvent dans tous les ateliers; mais nous voulons surtout attirer l'attention sur un petit appareil excessivement remarquable et dont pas un dentiste ne devrait ignorer l'immense avantage : c'est la petite lingotière de Fletcher, avec ses accessoires. Elle permet, malgré sa petite dimension (quinze centimètres en hauteur), de fondre, en quelques instants, de cinquante à quatre-vingts grammes de déchets de plaque, qu'on aura soin de laisser en ébullition quelques minutes ; par un petit mouvement d'inclinaison en arrière tout coulera dans la lingotière, qui devra toujours être bien graissée ; il ne s'agit plus après le refroidissement que de laminer à l'épaisseur désirée ; de cette façon il n'y aura que les limailles que l'on revendra aux fournisseurs, car ces dernières pour être fondues exemptes de défaut en plaque ou en fil, demandent une certaine préparation qu'il vaut mieux laisser faire aux spécialistes.

Un autre instrument très utile c'est le four à émail de Ash et fils qui est non seulement indispensable pour ajouter une gencive à une dent, mais aussi pour donner à une dent trop courte un peu plus de longueur : on arrive avec un peu d'habitude, en mélangeant certaines couleurs avec un peu d'émail rose, à obtenir la nuance désirée.

Moyen de rétention des appareils de division congénitale ou acquise.

Comme les dents des personnes chez lesquelles il existe une division congétinale sont généralement mauvaises, nous ne saurions assez conseiller de ne jamais s'appuyer sur elles et d'avoir recours, outre le mince recouvrement les fosses nasales à la fermeture à ressorts en platine et or imaginée par Préterre, dont le musée (peu fait pour la démonstration) maintenant à l'école dentaire de Paris renferme d'intéressants spécimens.

Nous avons cru, dans ce dernier chapitre, vu les immenses services qu'elle nous a rendus et pour la vulgariser, la décrire dans tous ses détails de fabrication.

Beaucoup de gens atteints de cette difformité sont indigents, ne peuvent faire de grands voyages pour aller trouver dans les grandes villes des dentistes habiles; capables de leur venir en aide, ou ils sont alors obligés de se contenter d'appareils grossiers; il serait bien désirable qu'un peu partout, en province, on trouvât des dentistes capables d'exécuter ce que Préterre fit avec tant d'habileté à Paris et dont il garda avec un soin jaloux le monopole pendant de longues années.

La fig. 53 représente, grandeur naturelle, une de ces fermetures construite sur le modèle de l'empreinte (fig. 19) au moment où l'ailette qui est au bas de la figure va se fermer; le ressort en or au-dessus qui est tendu et sur lequel elle exerce une pression va se détendre et tomber dans son point d'arrêt. Jusqu'aux deux lignes pointillées A A, elle est construite en platine, ce métal quoi que préférable étant devenu très rare on peut la faire en or le reste

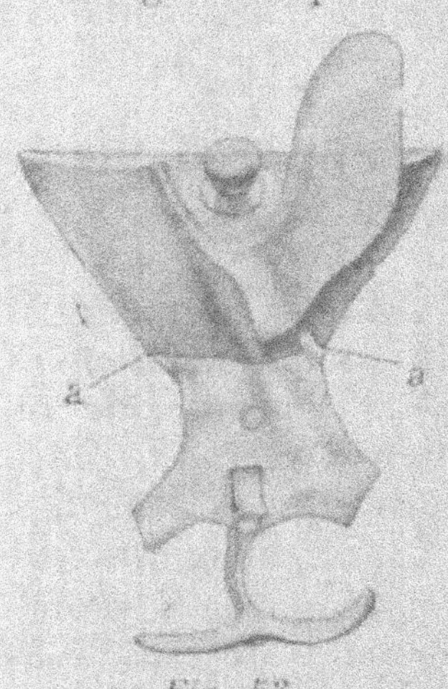

Fig. 53.

est en caoutchouc dur sauf le gros bouton.

La fig. 54 représente la seconde partie qui est en caoutchouc mou et très mince vers l'endroit qui vient s'appliquer au pharynx, le trou qu'on y voit rentre un peu en forçant dans le gros bouton à tête d'or de la figure précédente; les deux parties réunies ont une surface précise de continuité pour ne pas laisser les aliments s'y introduire; comme cette partie molle très mince à de certains endroits doit être changée

environ tous les ans, nous allons donner un moyen
de la fabriquer sans beaucoup de peine.

Reproduction de la partie molle.

L'empreinte aura été coulée en trois parties, la
cire achevée, la mise en moufle devra se faire également en trois parties. Avant d'y mettre le caout-

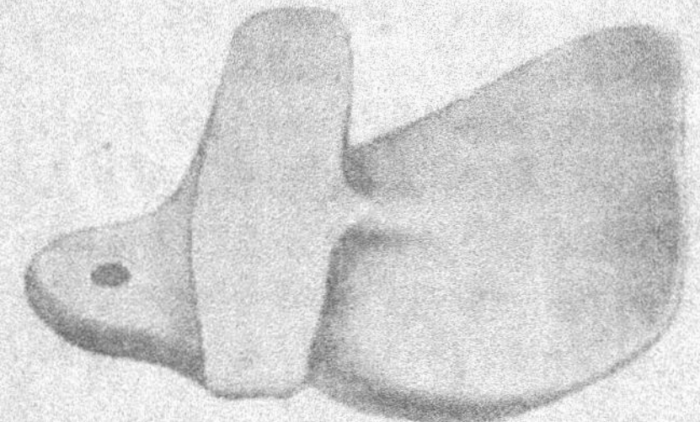

Fig. 54.

chouc, après que le moufle a été chauffé, il faut
enduire le plâtre d'une couche de collodion et là où
il est possible de feuille d'étain; une fois que vous
aurez terminé la cuisson qui est d'une heure et demie,
entre 52 et 53 degrés centigrades, vous pourrez,
après l'avoir bien nettoyé, en façonner les bords à
votre gré à l'aide de vieux rifloirs à caoutchouc un
peu polis à la meule et chauffés au rouge avec le
soufflet de Fletcher.

Après que la personne l'aura essayée quelque
temps et que vous aurez la certitude qu'elle n'a plus

à subir aucun changement, on en fera le moulage pour pouvoir plus tard lui en fournir d'autres pareils ; il faut commencer par rentrer dans le trou un fort fil de maillechort, puis de mettre en plâtre la partie la plus grande en bas, de mouler ensuite de chaque côté, puis la contre-partie, en tout quatre parties, une en bas, une de chaque côté et une au-dessus ; on laisse bien sécher et quand vous voudrez obtenir un voile pareil à celui que vous avez livré, vous n'aurez qu'à tremper dans l'eau tout ce moulage jusqu'à saturation, puis réunir les parties ; vous ferez fondre de la cire et vous en coulerez dans le vide, la partie supérieure ayant été à cet effet enlevée, puis vous en verserez encore un peu par-dessus et pendant que la cire est encore molle vous remettrez à sa place, en la pressant bien, cette partie qui forme couvercle ; vous laissez refroidir jusqu'au point où la cire, après avoir pris corps, peut cependant encore se plier sans se déchirer, vous détacherez une à une les parties de plâtre qui ne seront pas du tout adhérentes ; la cire ainsi coulée a dans son refroidissement un peu de retrait ; vous pouvez pendant qu'elle est encore un peu molle la remettre sur le moulage et en appuyant sur les bords, l'élargir à volonté ; ils seront un peu plus minces mais cela n'en vaudra que mieux.

On peut aussi reproduire en métal chaque partie de ce moulage en plâtre, les réunir, les ajuster bien ensemble ; dans ce cas une fois cette partie molle vulcanisée, il n'y reste plus que très peu de chose à faire.

Fabrication de la fermeture à ressorts de Préterre.

Le modèle en plâtre achevé, on l'enduira de sandaraque et ensuite d'huile aux endroits qui correspondront aux plaques de platine qu'on veut estamper; ceci fait, on le trempe dans l'eau de savon et après l'avoir essuyé on coule soigneusement du plâtre dans le centre duquel on plante pendant qu'il est encore mou un fil de fer recourbé qui servira à le retirer quand il sera dur, comme nous l'avons déjà indiqué au chapitre qui a trait à l'estampage des plaques; on obtient ainsi deux petits modèles de plâtre, un palatin, l'autre labial pour fabriquer la petite pièce A (fig. 55), qu'il faudra reproduire chacun deux fois en zinc.

On estampe ensuite la plaque base de platine représentée figure 55, puis on plie de la forme d'une lyre allongée un fil de platine demi-jonc C (fig. 55) qu'on percera à ses extrémités d'un tout petit trou mais bien au milieu du fil pour que tout autour il y ait beaucoup de force comme l'indique le dessin ; on aplatira au marteau un fil d'or demi-jonc B qui devra faire bien ressort et rentrer très exactement dans la lyre de platine qu'on fixera provisoirement à la plaque avec de la cire collante.

On estampe ensuite la pièce labiale A (fig. 55), puis une plus petite qu'on soudera sur la première à l'or pour que les bords puissent être bien arrondis ;

elle devra se trouver quelques millimètres au dessus du bord gingival des deux incisives.

On courbe un assez fort fil de platine que l'on aplatit ensuite jusqu'à ce qu'il passe entre les deux incisives dont on peut toujours, dans la bouche, faire la séparation avec du coton et la maintenir avec du caoutchouc à écarter les dents ; on le façonne bien à la lime en lui laissant de la force pour qu'il ne

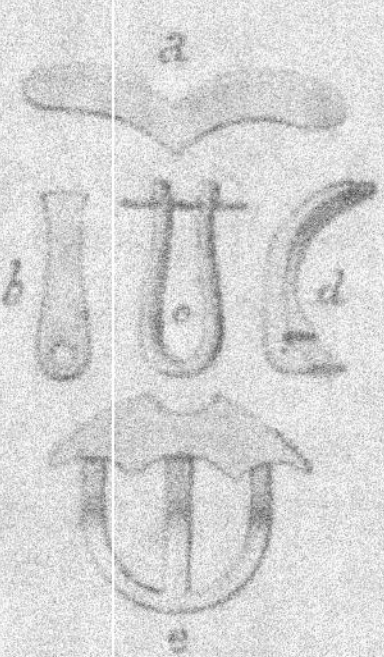

Fig. 55.

puisse pas facilement se plier, car l'ailette fera sur lui fortement levier ; on laissera à dessein au-dessus une partie large qui permettra à la personne de saisir l'ailette pour l'ouvrir ; on soude ensuite à l'or, à son extrémité, un petit bout de platine pour former une tête de serpent ; cette pièce est dessinée en D (fig. 55), avec son point d'arrêt, dans lequel viendra se loger l'extrémité du ressort B.

On l'ajuste à sa place sur le modèle et avec une petite pointe chargée de vermillon qu'on fait passer de chaque côté de la lyre percée on marque l'endroit où il faudra forer le trou, déjà percé dans la figure pour bien faire voir l'endroit qu'il doit occuper, il devra être du même calibre.

Quand toutes ces pièces seront ajustées, c'est alors seulement qu'on commencera à souder la lyre de platine C sur la plaque principale en platine; on fera traverser les deux petits trous par un fort crin de brosse, qui, en les encrassant, empêchera la soudure d'y pénétrer; avec quelques petits morceaux de platine on la garnira bien tout autour pour qu'il n'y ait pas de saillie désagréable à la langue.

On perce le ressort en or, très bien dessiné dans la figure, on le met dans la lyre et on perce à l'endroit correspondant la plaque base en platine, avec un équarrissoir on élargit jusqu'à ce qu'on puisse y faire entrer un bouton de porte-ressorts; mais, comme il faut que le ressort en or soit sur la face linguale à fleur, on peut souder pour le rehausser, au-dessous, une rondelle de platine; l'on soude ensuite sur la partie concave de la plaque principale une partie plus plate représentée en E (fig. 35), de laquelle sortent trois fils aplatis du même métal, qui seront plus tard entourés par le caoutchouc qui, par ce moyen, tiendra très ferme à la partie métallique.

L'on s'assure, avant de river le ressort, s'il fonctionne bien, en mettant la goupille représentée au dessus en C (fig. 35); bien fait, il faut qu'il soit à son extrémité au-dessus du niveau des deux trous de la lyre, pour qu'en y voulant mettre la tête du dessin D, on soit forcé de fortement appuyer sur elle pour la mettre en face des trous, qu'on fera ensuite traverser par la goupille.

L'appareil fermé, l'extrémité du ressort devra rentrer très exactement dans le point d'arrêt D, et, outre qu'il maintiendra ferme en place l'ailette labiale A, empêchera cette dernière d'exercer sur la gencive la moindre pression.

On sera largement récompensé de sa peine par le résultat que l'on en obtiendra ; nous en avons vu qui fonctionnait depuis dix-huit ans et qui malgré qu'elle était, on le conçoit, disloquée, était encore portée. C'est, à notre avis, ce que Préterre a trouvé de plus ingénieux ; elle devrait devenir classique et être enseignée à tous les bons élèves des cours de prothèse dentaire.

TABLE DES MATIÈRES

www.ingramcontent.com/pod-product-compliance
Lightning Source LLC
LaVergne TN
LVHW011948180726
843502LV00005B/1361